E-Book inside auf psychotherapie.tools

Mit dem untenstehenden Download-Code erhalten Sie dieses Buch als E-Book im PDF-Format. Hierfür ist eine Registrierung auf www.psychotherapie.tools notwendig:

1. www.psychotherapie.tools/e-book-inside öffnen.
2. Code eingeben.
3. Auf »Freischalt-Code einlösen« klicken.
   Der Code ist einmal gültig.
4. Im Warenkorb auf »Zur Kasse« klicken
   und Vorgang nach Login abschließen.

Das E-Book steht Ihnen in Ihrem Kundenkonto unter »Mein Material« zur Verfügung. Es ist ausschließlich für den persönlichen Gebrauch einer einzelnen Person bestimmt.

Für Institutionen und Teams bieten wir gestaffelte Mehrplatz-Lizenzen an, die sich an der Zahl Ihrer Nutzer:innen orientieren. Kontaktieren Sie uns unter vertrieb-psychotherapie.tools@beltz.de und sichern Sie sich Ihre Mehrplatz-Lizenz!

6ZL8DN3CHR

Hoffmann • Hofmann

Anpassungsstörung und Lebenskrise

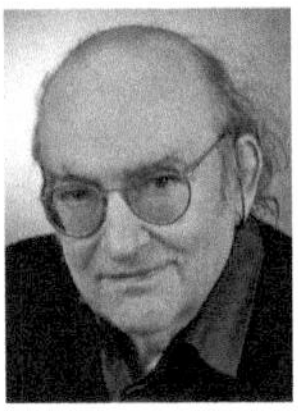

Dr. Nicolas Hoffmann (verst. 2024) war über 30 Jahren Verhaltenstherapeut, Dozent und Supervisor. Er war Gründungsvorsitzender des Institutes für Verhaltenstherapie Berlin.

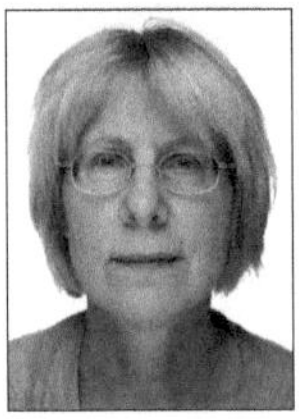

Dr. Birgit Hofmann ist Verhaltenstherapeutin und Mitarbeiterin in Forschungsprojekten an der Universität Potsdam und an der Technischen Universität Dresden. Zusammen mit Dr. Nicolas Hoffmann gründete sie die Arbeitsgemeinschaft Angst-Depressionen-Arbeitsstörungen-Zwänge (ADAZ) in Berlin.

Nicolas Hoffmann • Birgit Hofmann

Anpassungsstörung und Lebenskrise

Mit E-Book inside und Arbeitsmaterial

3., aktualisierte Auflage

BELTZ

Dr. Nicolas Hoffmann
Dr. Birgit Hofmann
Marie-Vögtlin-Weg 18
12205 Berlin
E-Mail: Birgit.Hofmann@t-online.de
Homepage: www.agadaz.de

MIX
Papier | Fördert gute Waldnutzung
FSC® C089473
FSC www.fsc.org

Dieses Buch ist erhältlich als:
ISBN 978-3-621-29293-1 Print
ISBN 978-3-621-29294-8 E-Book (PDF)

3., aktualisierte Auflage 2026

Beltz Verlagsgruppe GmbH & Co.KG
Werderstraße 10, 69469 Weinheim
service@beltz.de

Lektorat: Antje Raden
Umschlagbild: JoZtar/iStock/Getty Images Plus
Herstellung: Marah Ehret
Satz: WMTP Wendt-Media Text-Processing GmbH, Birkenau
Druck und Bindung: Beltz Grafische Betriebe, Bad Langensalza
Beltz Grafische Betriebe ist ein Unternehmen mit finanziellem Klimabeitrag (ID 15985-2104-1001).
Printed in Germany

Weitere Informationen zu unseren Autor:innen und Titeln finden Sie unter: www.beltz.de

Inhaltsübersicht

Inhalt

Vorwort zur dritten Auflage

Es gibt in der verhaltenstherapeutischen Fachliteratur kaum Arbeiten zum Thema »Anpassungsstörung«. Diese Diagnose gilt vielfach als eine Art »Verlegenheitsdiagnose«, als eine Restkategorie, mit der Störungen belegt werden, deren Symptome für eine der Hauptkategorien (wie Major Depression, Dysthymie oder Angststörung) nicht ausreichend ausgeprägt oder nur unvollständig vorhanden sind. Eine Anpassungsstörung ist abzugrenzen gegenüber Posttraumatischen Belastungsreaktionen, die eine Folge von extremen Erlebnissen wie Naturkatastrophen oder Bedrohung des eigenen Lebens oder des Lebens nahestehender Personen sind. Die Anpassungsstörung bezeichnet vielmehr Reaktionsformen auf psychosoziale Belastungen von nicht-traumatischem Ausmaß wie Trennungserlebnisse, Schwierigkeiten in Beziehungen und am Arbeitsplatz, schwere körperliche Erkrankungen und andere einschneidende Lebensveränderungen und »Schicksalsschläge«.

Damit betrifft sie eine fundamentale Situation des menschlichen Daseins: Ein altes Gleichgewicht zwischen dem Individuum und seiner Welt wird gestört und es entsteht die Notwendigkeit, eine Neuorientierung und eine Neuanpassung vorzunehmen.

Von Anpassungsstörungen betroffene Personen gehören offensichtlich nicht zu denen, die einschneidende Veränderungen leicht »wegstecken«. Sie reagieren darauf mit Angst und Niedergeschlagenheit bis hin zu Suizidgedanken, mit Störungen ihres Sozialverhaltens, mit dem Nachlassen ihrer Arbeitsfähigkeit und mit Einschränkungen bei der Bewältigung des täglichen Lebens. Seit dem ICD 11 sind Anpassungsstörungen klarer als Stressfolgeerkrankungen definiert. Dabei heißt Stress nicht einfach ein Zuviel an Belastungen. Lebensanforderungen und -belastungen werden nicht mehr als Herausforderungen, sondern subjektiv als sehr negative Beanspruchung erlebt. Die eigenen kognitiven und handlungsbezogenen Bewältigungsstrategien sind überfordert (Eberle & Maercker, 2023, 2024; Bahem, 2025). Die Symptome beginnen innerhalb eines Monats als Folge der belastenden Ereignisse und klingen innerhalb von sechs Monaten (außer bei einer längeren depressiven Reaktion) nach deren Beendigung ab.

Aus der Sicht der Betroffenen stellt sich der als Anpassungsstörung diagnostizierte Zustand als eine »Lebenskrise« dar. Ihre Welt ist aus den Fugen geraten, sie haben entweder Wesentliches verloren, das bislang ihr Gleichgewicht aufrechterhielt, oder sie sind neuen Belastungen ausgesetzt, zu deren Bewältigung sie erst einmal keine Mittel finden oder die so gravierend sind, dass sie ihre Kräfte übersteigen. In der Folge treten Funktionsbeeinträchtigungen auf, wie gedankliches Verhaftetsein (Präokkupationen) mit wiederkehrenden Grübeleien und Sorgen. Daneben leiden Betroffene unter Konzentrationsproblemen, Schlafstörungen, Ängsten, Ohnmacht und Depression.

Es gibt in der Fachliteratur wenige Arbeiten, die mögliche Hilfen bei gravierenden Anpassungsstörungen darstellen, geschweige denn deren Effektivität belegen. Zu den wenigen Ausnahmen gehört eine 2005 von Astrid Altenhöfer vorgelegte empirische Studie, die die Nützlichkeit einer auf zwölf Stunden begrenzten Gesprächspsychotherapie für die meisten Patienten mit Anpassungsstörungen aufzeigt. Marion Sonnenmoser empfiehlt in einem ausgezeichneten Übersichtsreferat die Anwendung von Techniken, die sich im Rahmen von Kriseninterventionen bewährt haben wie: »… eine kurzfristige Pharmakotherapie zur Entlastung sowie Psychotherapie, die zunächst Schuldgefühle, Ängste, Feindseligkeiten oder emotionalen Druck abbauen hilft. Im weiteren Verlauf werden Bewältigungsstrategien erarbeitet, Ressourcen zur Problembewältigung mobilisiert und die Motivation des Patienten gestärkt.« (Sonnenmoser, 2007, S. 172). Sie plädiert auch dafür, so früh wie möglich positive Merkmale des Patienten zu fördern mit dem Ziel, einen Veränderungsprozess einzuleiten und das Selbstwertgefühl zu verbessern.

Maercker & Bachem (2025) empfehlen eine auf vier Schwerpunkte ausgerichtete Therapie bei Anpassungsstörungen, nämlich eine bessere Selbstwahrnehmung, Übungen zur Auseinandersetzung mit Grübeleien und Gefühlen, Aktivierung, Beziehungsgestaltung und Erlernen von Erholungsfähigkeit. Hubert und Bengel (2020) richten ihre Arbeit zudem auf die Einbettung belastender Erlebnisse in die Biografie und die Schaffung einer neuen Lebensperspektive.

Ähnliche Überlegungen stehen am Beginn unserer Arbeit: Das allgemeine Ziel der Therapie besteht darin, dem Patienten dabei zu helfen, eine aktive Auseinandersetzung mit der neuen Lage zu beginnen. Dazu muss er teils assimilativ in seine Lebensbedingungen eingreifen, teils akkomodativ sich an unveränderbare Gegebenheiten anpassen, oft um den Preis schmerzhafter Verzichte. Voraussetzung dafür ist allerdings in allen Fällen eine Überwindung seiner inneren Not und eine Bewältigung der schmerzhaften und teils lähmenden Symptome, die seine Störung ausmachen.

Wir haben uns vor allem auf Probleme konzentriert, die zentrale Themen bei so gut wie allen Anpassungsstörungstherapien darstellen. Sie behandeln Bewältigungsversuche von typischen Schwierigkeiten, die auch bei der Therapie von Störungen mit einer anderen Diagnose oft von großer Bedeutung sind.

Der Aufbau dabei ist der Folgende: Wir beginnen mit einem allgemeinen Teil über die Struktur von Anpassungsstörungen und über die Art der therapeutischen Hilfe, die solche Patienten benötigen. Dann haben wir in zwölf Modulen immer wiederkehrende Standardprobleme der Behandlung und Beratung beschrieben. Zu jedem von ihnen legen wir eine knappe Einleitung für Therapeuten vor und vor allem Patientenmaterial in Form von Arbeitsblättern. Diese bestehen aus psychoedukativen Informationen, Fallbeispielen, Selbsteinschätzungshilfen und Übungen, die den jeweiligen Therapieabschnitt betreffen. Auf die Art hoffen wir, Therapeuten und Beratern Material zu liefern, das sie bei Bedarf in ihre Arbeit integrieren können. Wir wollen dabei helfen, einige Abschnitte der Therapie ökonomischer zu gestalten und Patienten zu einer aktiven Mitarbeit anzuregen.

Da die jeweiligen Patientenprobleme und Schwierigkeiten, die den Inhalt der einzelnen Module bilden, verständlich spezifiziert sind, eignet sich unser Material auch für eine Selbsthilfe, allerdings nur bei »leichteren« Fällen. Eine detailliertere Bestimmung der Indikation, eine Beschreibung des Patientenmaterials und eine Anleitung zur Praktizierung der Selbsthilfe stellen wir am Ende dieses Buches vor (siehe das Kapitel »Anleitung zur Selbsthilfe«).

Noch eine formale Bemerkung: Wenn wir in den Texten für Patienten das Wort »wir« gebrauchen, so sind damit nicht die Autoren dieses Buches gemeint. Es steht vielmehr für alle diejenigen, die den aktuellen Stand einer effizienten Hilfe für Patienten bei solchen Problemen vertreten.

Zu großem Dank verpflichtet sind wir Frau Antje Raden und Frau Dr. Svenja Wahl vom Beltz Verlag für die sehr gute Betreuung der Neuauflage unseres Buches.

Berlin, im September 2025

Birgit Hofmann
Nicolas Hoffmann

1 Menschen mit Anpassungsstörungen und ihre Probleme

1.1 Anpassungsstörungen

Menschen mit Anpassungsstörungen sind mit einer Situation konfrontiert, in der sie sich neu orientieren und positionieren müssen, sei es, weil ihre Lebensbedingungen sich geändert haben, sei es, weil sie sich für sie als nicht mehr tragbar erweisen. Anpassung definieren wir dabei als einen Prozess, der zum Ziel hat, die Beziehungen des Menschen zu seiner Lebenssituation so zu gestalten, dass sie seinen Zielen und Bedürfnissen möglichst gerecht werden. Es kann sein, dass sich die notwendigen Anpassungsbemühungen als schwierig erweisen und nicht reibungslos funktionieren. Schon vorhandene Ressourcen und Problemlösestrategien reichen dann nicht aus, und es müssen neue dazugelernt und aufgebaut werden. Oft müssen auch Verzichte geleistet, neue Ziele und Schwerpunkte geschaffen und innovative Wege zu den Zielen eingesetzt werden.

Anpassungsstrategien. Die Muster, nach denen die notwendige Anpassung vonstattengeht, können vielfältig sein. Sie setzen sich in der Regel aus assimilativen und akkomodativen Strategien zusammen. Bei assimilativen Bemühungen versuchen die Betroffenen, direkt in ihre Lebenssituation einzugreifen, um sie zum Positiven hin zu verändern. Bei akkomodativen Strategien werden das eigene Denken und Bewerten an weitgehend unveränderbaren Lebensmomenten neu ausgerichtet. Solche akkomodativen Leistungen sind z. B. die Neuanpassung eigener Ansprüche, entlastende Umdeutungen aversiver Ereignisse oder Zielabwertungen nach Verlusten und Misserfolgen (Brandstädter, 2007).

Lebenskrise und Psychotherapie. Bei vielen Menschen gestaltet sich der notwendige Umwandlungsprozess so schwierig, dass man, aus ihrer subjektiven Sicht, von einer Lebenskrise sprechen kann. (In diesem Zusammenhang werden wir die Begriffe Anpassungsstörung und Lebenskrise synonym verwenden.) Nicht selten suchen Betroffene daher gezielt psychotherapeutische Hilfe auf. Auslöser dafür kann der Eindruck sein, dass sie auf der Stelle treten und nicht vorankommen; in anderen Fällen ist ihre psychische Verfassung so schlecht geworden, dass sie unter einem beträchtlichen Leidensdruck stehen. In dem Zusammenhang darf nicht übersehen werden, dass Patienten mit einer Anpassungsstörung oft stärker suizidgefährdet sind als Patienten mit anderen psychiatrischen Diagnosen (Sonnenmoser, 2007). Patienten mit Anpassungsstörungen sind in vielen psychotherapeutischen Praxen, in Beratungsstellen, in Rehabilitationszentren und in stationär behandelnden Institutionen anzutreffen, oft in großer Anzahl.

Wir wollen im Folgenden solche Störungen und die Möglichkeiten, sie wirkungsvoll zu behandeln, näher betrachten.

1.2 Auslösemuster für Anpassungsstörungen und typische Reaktionen von Patienten

1.2.1 Veränderungen aufgrund kritischer Lebensereignisse

Kritische Lebensereignisse haben Veränderungen der (meist sozialen) Lebenssituation einer Person zur Folge. Sie unterbrechen dabei habitualisierte Handlungsabläufe und erfordern eine Veränderung oder einen Abbau bisheriger Verhaltensmuster. Sie werden als »spannungsreich« erlebt und zwar in vielen Fällen unabhängig davon, ob es sich um ein auf den ersten Blick »positives« (z. B. Heirat) oder um ein »negatives« (z. B. Verlust des Arbeitsplatzes) lebensveränderndes Ereignis handelt (Filipp, 1995, 2018). Dennoch unterscheiden sich solche Ereignisse sehr stark in ihrer affektiven Qualität. Davon hängt zum großen Teil ab, welche Konsequenzen sie haben und wie gut und mit welchen Mitteln sie zu bewältigen sind. Ereignisse, die unerwünscht sind, wie der Verlust eines Partners oder ein gravierender materieller Verlust, führen weitaus häufiger zu persönlichen Krisen als solche, die im Rahmen des »normalen« Lebenslaufes auftreten wie Umzüge oder Veränderungen im Beruf.

Reaktionen. Als Reaktionsmuster bei Patienten, die unter dem Einfluss sie stark berührender, meist unerwünschter Lebensereignisse stehen, finden wir Schockzustände, Desorientierung, Ratlosigkeit, Trauer und diverse Grade der Niedergeschlagenheit bis hin zu depressiven Zuständen (Dilling et al., 2005, Hölzel & Berger, 2025).

1.2.2 Chronische Belastungen

Die Betroffenen stehen unter dem Einfluss von lang andauernden Belastungs- oder Deprivationszuständen, durch die sich ihre Kräfte immer mehr abnützen. Es geht dabei um Momente wie konfliktreiche Partnerschaften, Überforderung im Berufsleben, häufige unerfreuliche Auseinandersetzungen am Arbeitsplatz, soziale Isolation, schwere persönliche Erkrankungen usw. Gelegentlich eingeleitete Maßnahmen, um Abhilfe zu schaffen, bewirken kaum entlastende Veränderungen und werden dann immer seltener.

Reaktionen. Typische Reaktionen können Ärger und Gereiztheit sein sowie alle Formen von Ermüdung und Niedergeschlagenheit bis hin zu dysthymen Zuständen.

1.2.3 Lebensblockaden und »Festsitzen«

Vielen krisenhaften Entwicklungen geht der lang andauernde und sich verstärkende Eindruck voraus, in Bezug auf wesentliche Lebensziele »festzusitzen«. Betroffene stellen fest, dass sie in wichtigen Bereichen aufgehalten und blockiert sind. Sie stehen vor äußeren oder inneren Hindernissen, die sie nicht zu überwinden vermögen. Solche Hindernisse können in Form von fälligen Entscheidungen auftreten oder in Form von äußeren oder inneren Widerständen auf dem Weg zu einem Ziel.

Innere und äußere Hindernisse. In einigen Fällen kommt der Betroffene nicht weiter, weil er es immer wieder mit den alten Mitteln versucht, obwohl sie sich als ineffizient erwiesen haben. In anderen Fällen traut er sich der Risiken oder möglicher Nachteile wegen nicht zu handeln, oder es fehlt ihm einfach die Kraft, überhaupt irgendetwas zu unternehmen.

Als ein Hindernis für die weitere Lebensentwicklung kann sich auch ein moralisches oder intellektuelles Problem erweisen, dessen Lösung die Voraussetzung für ein sinnvolles und motiviertes Weiterleben wäre (so genannte existenzielle Krisen).

Ein anderes typisches Muster sind doppelte Annäherungs-Vermeidungskonflikte oder Aversion-Aversionskonflikte. Im ersten Fall hat der Betroffene die Wahl zwischen zwei Lebensalternativen, die beide Vorteile, aber auch gravierende mögliche Nachteile mit sich bringen würden. Ein solcher Konflikt besteht zum Beispiel bei einer Person, die sich aus einer unglücklichen Partnerschaft befreien möchte, aber gleichzeitig darin festhalten wird aus Angst vor Einsamkeit und materiellen Nachteilen. Dadurch wird der Entscheidungsprozess über längere Zeit blockiert. Im zweiten Fall erscheint die zukünftige Situation des Betroffenen so desolat, dass er aus seiner Sicht die Wahl zwischen »Pest und Cholera« hat.

Solche Hindernisse und Blockaden als kräftezehrende Herde können zu beträchtlichen »Nebenkosten« führen. Neben den Energiekosten, die für die Bewältigung des täglichen Lebens anfallen, findet ein zusätzlicher Kräfteverschleiß statt, etwa durch ständige Grübeleien, die zu keinen Ergebnissen führen. Der Energieverlust wird um so gravierender, je länger man festsitzt. Bei Betroffenen kann sich das Gefühl ausbreiten, in einer höchst unbefriedigenden Lebenssituation hilflos gefangen zu sein mit immer geringer werdenden Möglichkeiten zu entkommen.

Reaktionen. Die häufigsten Reaktionen auf solche Lebensblockaden sind dann Entmutigung, Deprimiertheit, Perspektivlosigkeit und Angst vor der Zukunft. In einer solchen inneren Situation können aber auch quälende Angstzustände bis hin zu Panikanfällen »wie aus dem Nichts« auftreten und die Lage noch wesentlich verschlechtern.

1.2.4 Objektive oder subjektive Erfolglosigkeit, mangelnde Anerkennung, Kränkung

Davon Betroffene haben den Eindruck, im Leben zu kurz gekommen zu sein oder noch immer zu kurz zu kommen. Es war oder es wäre ihrer Ansicht nach »viel mehr drin«, aber unglückliche Umstände oder andere Menschen hindern sie, wie sie meinen, immer wieder daran, die eigenen Möglichkeiten zur Entfaltung zu bringen. Im beruflichen Bereich hat Siegrist (1961) für diese Haltung den Begriff »Gratifikationskrise« geprägt. Sie liegt dann vor, wenn ein subjektiv wahrgenommenes Missverhältnis zwischen hohen erbrachten Leistungen und vergleichsweise niedriger erlebter Belohnung besteht.

Reaktionen. Die Reaktionen Betroffener gehen entweder mehr in Richtung Entmutigung und Resignation, oder sie äußern sich in ohnmächtiger Wut und Verbitterung bis hin zur chronischen Menschenfeindlichkeit. In vielen Studien wird auch die Beziehung solcher Zustände zu nachweisbaren Schwächungen des Immunsystems und zu Anfälligkeit für Erkrankungen wie Herz-Kreislauf-Störungen aufgezeigt (Siegrist, 1996).

1.3 Ein Modell der gelungenen Anpassung und der Anpassungsstörungen

In der folgenden Übersicht sollen die Bestandteile einer gelungenen Anpassung und diverse Anpassungsstörungen gegenübergestellt werden. Im Anschluss werden wir kurze Kommentare dazu geben.

Anpassungsleistungen	Anpassungsstörungen
▶ mit angemessenem Verhalten auf die neue Situation reagieren	▶ altes (früher erfolgreiches) Verhalten unreflektiert immer wiederholen ▶ mit regressivem Verhalten reagieren
▶ Ablösung von unrealistischen Zielen	▶ mit einer hohen inneren Beteiligung an überholten Intentionen festhalten und ihre Realisierung erzwingen wollen (keinen Verzicht leisten)
▶ emotional und erregungsmäßig »abrüsten«, sich auf ein mittleres Erregungsniveau einpendeln	▶ in Zögerlichkeit, Passivität, Resignation und Sinnkrise verfallen ▶ Kräfteverschleiß eventuell bis zur Erschöpfung ▶ depressive Reaktion
▶ neue Lage in Biografie, Lebenskonzept und Selbstbild integrieren	▶ negative Veränderungen durch Abwehrmechanismen wie Verleugnung, Verdrängung, Ungeschehenmachen usw. nicht zur Kenntnis nehmen ▶ als Mittelpunkt des eigenen Lebens unverarbeitet stehen lassen
▶ Lösung der Fixierung auf Vergangenheit, Umorientierung, Zukunftsbezogenheit	▶ Klebenbleiben an der Vergangenheit, auch in Form von Präokkupationen wie Grübeln, überwertigen Ideen, Traumatisierungen usw.

Zur Aktivierung eines der neuen Situation angemessenen Verhaltens
Anpassungsprozesse sind nach einer entscheidenden Lebensveränderung oder nach einem belastenden Lebensereignis notwendig. Dabei kann die Belastung auch die Unversehrtheit des sozialen Netzes betreffen (wie bei einem Trauerfall oder bei einer Trennung) oder soziale Werte des Betroffenen (wie die Verweigerung einer Beförderung) in Frage stellen.

Die subjektiven Schwierigkeiten, die fast unweigerlich für den Betroffenen dabei auftreten, können wir, aus seiner Sicht, auch als persönliche Krise bezeichnen. Die Auswahl der Adaptionsmuster, die ihm zur Verfügung stehen, wird in der Regel aus einer Mischung von mehr progressiven (assimilativen) oder mehr defensiven (akkomodativen) Strategien bestehen. Die Erstgenannten stellen einen Versuch dar, die neue Situation aktiv durch Handeln unter Kontrolle zu bringen bzw. die Bewältigung der Aufgaben, die bevorstehen, zu organisieren. Bei akkomodativen Strategien wird z. B. versucht, das eigene Werte- und Motivationssystem an die entstandene Lage anzupassen.

Eine erste Ursache von Anpassungsstörungen liegt in der Insuffizienz und Ineffizienz dieser Bewältigungsstrategien. Es können dabei verschiedene Muster auftreten. Im einfachsten Fall wird einfach »weitergemacht« wie bisher, als sei nichts geschehen. Ein Beispiel: Ein Geschäftsmann, der aufgrund von Fehlspekulationen beträchtliche finanzielle Einbußen erlitten hat und dessen Situation in der Hinsicht nun äußerst angespannt ist, zieht daraus keinerlei Schlussfolgerungen für sein weiteres Handeln. Er wickelt nach wie vor allein sehr risikoreiche finanzielle Transaktionen ab, statt sich nach Geschäftspartnern umzusehen und eine Zeitlang sicherheitsbedacht zu agieren, um wieder Reserven zu akkumulieren. Auch seinen sehr aufwendigen Lebensstil schränkt er nicht ein, im Gegenteil, er tritt ganz bewusst noch großspuriger auf, um, wie er meint, niemandem zu zeigen, dass er in Wirklichkeit in Schwierigkeiten geraten ist. Statt das ganze Potential seines Verhaltensrepertoires zu nutzen und andere Möglichkeiten auszuprobieren, um die neue Lage zu bewältigen, geht er weiter nach einem Stil vor, der in der Vergangenheit zwar erfolgreich war, aber nun an seine Grenzen gestoßen ist.

Als ein weiteres Muster der Anpassungsstörung können, beim Fehlen angemessener Bewältigungsstrategien, regressive Tendenzen beobachtet werden. Es werden bereits aufgegebene Verhaltensmuster wieder aufgenommen. Diese Wiederholung früherer Strategien und Reaktionen können z. B. in Affektausbrüchen bestehen, die, auf einer undifferenzierten Ebene des Handelns, zum Ziel haben, die unbefriedigende Situation »mit einem Schlag« zu verändern.

Ein anderes, häufig beobachtetes regressives Muster ist die extreme Fixierung auf eine oder wenige Personen, um einigermaßen Halt zu erlangen. Hier kommt es zur Wiederbelebung kindlicher Dependenzen. Das geht einher mit der Äußerung von Klagen und Hilflosigkeitsbeteuerungen. Man stellt sich in der Opferrolle dar als jemand, der selber nicht in der Lage ist, etwas Entscheidendes zu unternehmen, dem jemand helfen müsste, dem aber in Wirklichkeit niemand hilft. Auf die Art wird weitgehend die Verantwortung für die eigene Lage abgegeben.

Wichtig

Die Inadäquatheit alter Strategien gegenüber neuen Problemen führt zu meist ineffizienten Bewältigungsversuchen. Doch in dem Maße wie regressives Verhalten Angst reduziert, können die wieder aufgenommenen Reaktionen eine beträchtliche Persistenz erreichen.

Emotionale und erregungsmäßige »Abrüstung«

Eine krisenhafte Entwicklung geht in der Regel erst einmal mit starken emotionalen Aufwallungen einher und mit einer beträchtlichen Erregungssteigerung. Das zwischen Person und Umwelt aufgebaute Passungsgefüge kann in gravierenden Fällen so gestört sein, dass es mit dieser Erfahrung richtiggehend zu einer Art emotionalen Überflutung kommt. Sie auf ein für die Person erträgliches Maß zu reduzieren, ist eines der ersten Ziele, auf die Strategien der Bewältigung abzielen müssen. Das setzt aber in vielen Fällen voraus, dass eine Ablösung von unrealistisch gewordenen Zielen stattfindet. Wird, trotz der erfolgten Veränderung, mit einer hohen inneren Beteiligung an überholten Intentionen festgehalten und will man mit großem energetischem Aufwand ihre Realisierung geradezu erzwingen, dann kann sich die Erregung nicht auf das mittlere Niveau einpendeln, das für reflektiertes, zukunftsweisendes Verhalten notwendig ist.

Das Denken kreist dann ruminativ um blockierte Ziele, Enttäuschungen und Niederlagen und wird dabei von starken negativen Emotionen begleitet. Es kann auch in kontrafaktisches Denken abgleiten (Roese & Olson, 1993). Man befasst sich immer wieder mit potenziell günstigen, aber nicht eingetretenen Entwicklungen: Was wäre gewesen, wenn ich statt diesem jenes getan hätte? Was wäre gewesen, wenn ich dies zu X gesagt hätte?… und so geht es weiter. Das geht einher mit kontrafaktischen Emotionen wie Bedauern, Enttäuschung, Reue, die zeigen, dass die verfallenen Ziele oder versäumten Chancen für die Person noch starke Valenzen besitzen, obwohl oft keine Möglichkeit mehr besteht, sie zu erreichen. An der Stelle sind ein Verzicht und ein Umorganisieren der Zielprojektionen zu leisten. Das geht oft mühsam und schmerzhaft vor sich.

Wenn der Betroffene sich dazu nicht in der Lage sieht, so kann es zu der gravierenden Fehlentwicklung der »eskalierenden Zielbildung« (»entrapment«) kommen. Damit wird die Tendenz bezeichnet, trotz hoher und weiter steigender »Kosten« an einem Ziel oder an einem begonnenen Projekt festzuhalten. Auf die Art wird Illusionen nachgejagt und an Geisterprojekten gearbeitet, oft bis zur totalen Verausgabung aller äußeren und inneren Ressourcen (Brandstädter, 2007). Als Folge kann eine weitere Form der Anpassungsstörung auftreten. Die Kraftreserven unterschreiten ein kritisches Niveau, Müdigkeitssignale werden als Warnung übersehen und es breitet sich eine Art mentale Erschöpfung aus, die sich in verschiedenen Formen äußern kann. Das Verhalten wird zögerlich, Entscheidungen zu treffen, fällt immer schwerer und das Aktivitätsniveau nimmt ab. Immer mehr stören Entmutigung und Resignation das Generieren und Verfolgen von handlungsorientierten Plänen. Die Symptomatik einer depressiven Reaktion tritt in den Vordergrund, in gravierenden Fällen mit zunehmender Hoffnungslosigkeit und subjektiver Sinnentleerung des eigenen Lebens.

Integration der neuen Lage in die Biografie, die Lebensperspektive und das Selbstbild

Ein Ereignis, wie beispielsweise ein Verlust, ist dann von uns »verarbeitet«, wenn es uns nicht mehr wie eine »unerhörte Singularität« vorkommt, sondern wenn es uns gelungen ist, es als einen, wenn auch unter Umständen schrecklichen, Teil unseres Lebens in unsere Biografie zu integrieren. Unsere Kräfte nutzen sich dann nicht mehr daran ab, es ungeschehen machen zu wollen, sondern wir finden uns damit ab, dass es stattgefunden hat. Dann können wir uns an die Arbeit machen, uns innen und außen umzuorientieren und umzuorganisieren. Das Ereignis bildet nicht mehr den Mittelpunkt unseres Lebens. Die Vergangenheit wird nicht mehr ständig in Bezug auf das Ereignis durchforstet wie beim Ruminieren. Fragen wie »Wie konnte es bloß dazu kommen?«, »Warum hat er das getan?«, »Warum habe ich nicht…?« treten immer mehr in den Hintergrund. Es taucht eine Zukunft am Horizont auf, die Formen annimmt, auch unter Akzeptierung und Berücksichtigung der neuen Wirklichkeit. Das geht oft nur um den Preis einer Veränderung wichtiger Anteile grundlegender Lebens- und Selbstentwürfe.

Ein Beispiel: Trennung. Herr Wand hat sich von seiner Frau getrennt. In dem Maße, wie diese auch gefühlsmäßig versteht, dass die Trennung endgültig und unwiederbringlich ist, wird sie auf einige bislang ganz zentrale Lebensthemen und Identitätsprojekte verzichten müssen. Bislang haben sie sie im Alltag stabilisiert und ihr Halt gegeben. Doch nun weiß sie, sie wird in den nächsten Jahren nicht mehr als die »Hüterin des guten Geschmackes« (wie in der Szene behauptet wird) in seiner renommierten Galerie fungieren und sie wird auch nicht die Renovierung des gemeinsamen Hauses in Angriff nehmen können. Sie werden nicht mehr als Herr und Frau Wand allenthalben in der Gesellschaft auftauchen und viel Aufmerksamkeit auf sich ziehen. Stattdessen wird sie sich persönliche Projekte aufbauen müssen, die einen ähnlichen Wert für sie haben wie das Prestige, das sie seit gut drei Jahrzehnten an der Seite ihres Mannes gewohnt war. Doch sie wird nicht gleich damit beginnen können. Zuerst muss sie eine schwierige Phase der Trauer, der Desorientierung und der Niedergeschlagenheit durchstehen, die nur Dank ihrer persönlichen Stärken und ihres guten sozialen Netzes nicht in eine Depression umschlägt. Wenn ihre innere Haltung zum Verhalten ihres Mannes »abkühlt« und sie den Aufbau ihrer neuen persönlichen und sozialen Identität in Angriff nimmt, dann wird die Trennung immer mehr zu einer, wenn auch bedeutungsvollen, schmerzhaften Episode ihres Lebens werden, zu einer unter vielen.

Aber so lange sie diese Entwicklung dadurch verzögert, dass sie weiter durch die Stadt läuft, um Indizien dafür zu entdecken, dass die Trennung doch nicht endgültig sein kann, weil sie es nicht sein darf (»Was hat er Ihnen denn gesagt?«, »Fanden Sie nicht auch, dass er unglücklich aussieht?«…), so lange wird das Ereignis der Trennung völlig »unbearbeitet« im Mittelpunkt ihres Lebens stehen. Ihre Kräfte werden sich daran abnützen und eine echte Hinwendung zur Zukunft ist nicht möglich.

Bei jemand, der z. B. als Reaktion auf einen Verlust gleich »aufgibt« und dessen Hilflosigkeitseinstellung auf andere Lebensbereiche generalisiert, werden wir keine Anpassungsstörung diagnostizieren, sondern von Anfang an eine depressive Episode.

Lösung der Fixierung auf die Vergangenheit und neue Zukunftsbezogenheit
»Das Streben nach Kontinuität und stabiler Identität ist für menschliche Entwicklung und Lebensplanung grundlegend; nur selten jedoch verläuft die individuelle Lebensgeschichte ohne Brüche und Diskontinuitäten. In jedem Lebenslauf mischen sich Handlungsergebnisse und Widerfahrnisse; Handlungen und Entscheidungen in veränderlichen, partiell undurchschaubaren Handlungsfeldern bergen grundsätzlich das Risiko von Scheitern und Misserfolgen.« (Brandtstätter, 2007, S. 54).

Zweifellos hat das Leben den Menschen dazu erzogen, nicht allzu lange innerlich bei Versäumnissen, Verlusten oder Niederlagen zu verharren. Auf der anderen Seite darf er auch wiederum nicht allzu schnell zur Tagesordnung übergehen, um nicht vorschnell Bindungen zu kappen, die sich vielleicht noch als reparabel erweisen. Das wird uns etwa deutlich gemacht durch die Zeit, die wir uns in einer Trauerreaktion mit dem verlorenen Objekt verbunden fühlen müssen. Es wird auch deutlich in einer Reaktion wie Verbitterung, die uns dazu zwingt, eine Kränkung oder eine Ungerechtigkeit nicht allzu schnell zu vergessen, um zu versuchen, die Dinge doch noch in unserem Sinne zu beeinflussen.

Wichtig

Wenn sich unsere Welt verändert hat, dann ist die Zeit, während der wir uns noch mit der Vergangenheit beschäftigen müssen, eine kritische Variable. Sie darf nicht allzu lang, aber auch nicht allzu kurz sein. Sie muss lang genug sein, um angemessene Anpassungsreaktionen differenziert genug zu planen, vorzubereiten und durchzuführen. Sie darf aber wiederum nicht so lang sein, dass sie diese über Gebühr verzögert oder gar verhindert. In dem Maße, wie wir wieder in der Lage sind, uns die meiste Zeit mit der Gegenwart zu befassen und uns auf die Zukunft hin zu orientieren, in dem Maße entwickelt sich eine gelungene Anpassungsreaktion ihrer Vollendung entgegen und etabliert uns wieder auf dem bestmöglichen Niveau.

1.4 Therapeutische Hilfe bei Anpassungsstörungen

1.4.1 Diagnostischer Leitfaden

Der folgende Leitfaden soll bei der Sammlung der Informationen helfen, die für eine therapeutische Intervention notwendig sind.

Ursächliche Bedingungen der Anpassungsstörungen
- Welche kritischen Lebensereignisse lassen sich identifizieren, die eine Anpassungsleistung verlangen?
- Lassen sich chronische Belastungsherde identifizieren, die mit übermäßigen Kräfteausgaben verbunden sind?

- Sitzt der Patient an inneren oder äußeren Schwierigkeiten fest in einer Art, die ihn viel Kraft kostet und seine Lebensperspektive blockiert?
- Bleibt der Patient an einer oder mehreren Situationen »kleben«, die keine realistische Perspektive mehr bieten, die er aber bislang nicht in der Lage war, durch einen »Verzicht« zu beenden?
- Sitzt der Patient an früheren Erlebnissen (Kränkungen, mangelnde Gratifikation usw.) fest, die zu Gereiztheit, chronischem Ärger, Enttäuschung, Verbitterung oder Niedergeschlagenheit führen?
- Weist der Patient eine insgesamt ungünstige Bilanz zwischen Belastungen und »generalisierten Stresswiderstandsquellen« (Antonowsky, 1987) wie materielle und soziale Sicherheit, Erfolge, Interessen usw. auf?

Einschätzung der Problemlösefähigkeiten und Ressourcen

- Verfügt der Patient über Erfahrung bei der Bewältigung ähnlicher Situationen?
- Welche Ressourcen konnte er damals nutzen? Sind Defizite aufgefallen?
- Wie ist der Patient bislang an die Lösung seiner aktuellen Probleme herangegangen?
- Welche alten Wege und Strategien haben sich als unzureichend erwiesen?
- Welche neu zu erlernenden Strategien sind seiner jetzigen Lage angemessen?
- Verfügt der Patient über ausreichend differenzierte und zielführende Pläne, um mit seiner Situation umzugehen?
- Reichen seine aktuellen psychischen Kräfte aus, um sie anzugehen?
- Hat der Patient Vorstellungen von Alternativzielen und verfügt er über elaborierte Handlungspläne zu ihrer Realisierung?
- Leidet der Patient an einem Mangel an sozialen Fertigkeiten, der Auseinandersetzungen und Konflikte erschwert?
- Wird er behindert durch Einstellungsfaktoren wie übermäßiger Ehrgeiz, Perfektionismus, geringe Frustrationstoleranz?
- Behindern ihn andere psychische Probleme wie Angst oder Zwangserkrankungen, psychasthenische Tendenzen usw.?

Mögliche Therapieziele

- Bedarf der Patient in seinem jetzigen Zustand einer intensiven und lebensnahen Führung?
- Sind unmittelbare Maßnahmen erforderlich wie Verordnen von Ruhe und Schonung oder andere berufliche oder private Entlastungen?
- Bedarf der Patient einer Ermutigung, um notwendige Handlungen in Angriff zu nehmen?
- Gibt es Blockaden, für deren Überwindung der Patient unmittelbar Hilfe benötigt?
- Benötigt der Patient Hilfe beim Vollziehen eines Verzichts und beim Etablieren oder Reaktivieren von Alternativzielen?

- Besteht die Notwendigkeit einer allgemeinen Aktivierung? Sind bestimmte Klassen von Verhaltensweisen z. B. sozialer Art wiederaufzubauen?
- Benötigt der Patient eine emotionale Aktivierung? Zum Beispiel der Aufbau von primären Emotionen (wie Wut) als Handlungssignale.
- Sind Quellen von chronischen Belastungen abzubauen in der Außenwelt (beruflich, privat) oder auf Einstellungsebene (z. B. Perfektionismus)?
- Ist es notwendig, den Einfluss früherer Erlebnisse möglichst zu relativieren oder abzubauen?
- Ist es notwendig und möglich, den Patienten Kräfte mobilisieren zu lassen durch besondere Aufgaben, Leitideen oder durch den Kontakt mit bestimmten Personen?
- Ist es möglich, dem Patienten bestimmte positive Erfahrungen zu verschaffen, die zu einer erhöhten psychischen Spannkraft führen?

1.4.2 Gemeinsamkeiten von Patienten mit Anpassungsstörungen

Unabhängig von den Bedingungen, die zu der individuellen Krise geführt haben, und daraus resultierenden typischen Reaktionsmustern weisen die meisten Menschen in solchen Krisen in Bezug auf ihre psychische Verfassung eine Reihe von Gemeinsamkeiten auf. Die wichtigsten davon sind in den folgenden sechs Punkten aufgeführt.

(1) Sie befinden sich in einer unbefriedigenden Lebenssituation. Sie bietet wenig positive Verstärkung, die Möglichkeiten, Erfolge zu erleben, sind reduziert und die Belastungen, die zu vermehrten »Kräfteausgaben« führen, überwiegen meist die »Kräfteeinnahmen«. Daraus resultiert eine negative Kräftebilanz mit allen ihren Konsequenzen für den Energiehaushalt und für das Befinden.

(2) Die ungünstige Kräftebilanz wirkt sich auch in Defiziten der »seelischen Spannkraft« aus. Betroffene fühlen sich wie »am Ende ihrer Kräfte«. Sie leiden oft an Konzentrationsschwierigkeiten und an mangelnder Ausdauer bei der Verfolgung ihrer Ziele. Körperlich sind sie oft geschwächt, schnell erschöpfbar und leiden an diversen Beschwerden.

(3) Ihre Anfälligkeit für körperliche und psychische Erkrankungen ist vergrößert. Die Resilienz gegenüber weiteren Erkrankungen nach Verlusten, Belastungen oder Lebensniederlagen scheint reduziert (Filipp, 1995, 2018).

(4) Sie tragen auch nicht selten »offene Rechnungen« bezüglich ihrer Vergangenheit mit sich herum. Dann bleiben sie an bestimmten früheren Erlebnissen kleben und verfallen, um sie zu »verarbeiten«, immer wieder in endlose, fruchtlose Grübeleien. Manche Patienten haben zudem aus ihrer Sicht unzumutbare Kränkungen und unverdiente Niederlagen erlebt. Sie sehen sich oft als Opfer von Ungerechtigkeit und Willkür. Dann können sie den Glauben an eine »gerechte Welt« völlig verlieren und gegebenenfalls in Verdrossenheit oder gar Verbitterung verfallen (Linden et al., 2007).

(5) Selbstwirksamkeitsgefühl und Selbstwertgefühl sind oft deutlich reduziert. In Bezug auf die Zukunft erscheinen sie entmutigt und perspektivlos bis hin zu depressiven Verstimmungen verschiedenen Schweregrades. 1
(6) Die Patienten müssen sich »in Bewegung setzen«, um ihre Situation zu verändern. Aber wenn sie versuchen zu agieren, so geschieht das häufig konzeptlos, zu wenig durchdacht und vorbereitet. Sie dosieren ihre Kräfte schlecht, sind schnell zu entmutigen und verfallen dann in Hilflosigkeit und Resignation.

1.4.3 Welche Art von therapeutischer Hilfe brauchen Patienten in einer Anpassungskrise?

Es sind im Wesentlichen drei Prinzipien der Therapieführung, die für Patienten mit den oben genannten Merkmalen von grundlegender Bedeutung sind: Stützung und Entlastung, Ermutigung sowie Strukturierung und Führung.

Stützung und Entlastung
Der Patient kommt in der Regel nicht nur als Hilfesuchender, sondern auch als jemand, der daran zweifelt, ob ihm überhaupt zu helfen sei oder ob er dazu in der Lage ist, Hilfen, die man ihm anbietet, auch für sich zu nutzen. Je geringer sein Selbstwertgefühl in diesem Zusammenhang ist, desto notwendiger ist es, ihn vor allem am Anfang zu stützen und zu entlasten. Dafür stehen folgende Arten von Maßnahmen zur Verfügung.
Verordnung einer ersten Ruhephase. Solche Patienten haben zu Beginn der Therapie eine lange Periode der »Unruhe« hinter sich. Sie haben versucht, mit Veränderungen, mit negativen Entwicklungen oder mit Niederlagen umzugehen, und sind weitgehend damit gescheitert. Oft finden wir sie dann in einem Zustand der ungerichteten Agitiertheit vor oder in einer Verfassung, die an Erschöpfung grenzt. Das Erste, was wir für sie tun können, ist ihnen die Gelegenheit zu geben, sich auszuruhen, wieder »zu sich« zu kommen und Kräfte zu sammeln, damit sie später mit der notwendigen Energie eine neue Richtung einschlagen können.
Unmittelbare positive Beeinflussung durch den Therapeuten. Wir können dabei mehrere Komponenten unterscheiden.

- **Herstellung von Sicherheit und Vertrauen:** Der Therapeut nimmt sich des Patienten und seiner Probleme an. Er stellt sich ihm als verlässlichen und kompetenten Gesprächspartner dar, der nicht bewertet und keine Forderungen stellt. Er bietet ihm einen geordneten Rahmen an (feste Termine an einem bestimmten Ort) und stellt sich ihm darin zur Verfügung. Er gibt ihm die Möglichkeit, über Probleme zu reden, und bewirkt dabei zwangsläufig eine erste Ordnung (im Kopf) des Patienten, der sich dabei vorher meist wie überflutet von seinen Sorgen gefühlt hat.
- **Induzierung von Hoffnung:** Der Therapeut stellt dem Patienten eine längerfristige Zusammenarbeit in Aussicht und dokumentiert dadurch, dass er sie für sinnvoll und erfolgversprechend hält. In diesem Zusammenhang ist der professionelle Charakter der Beziehung, die der Therapeut anbietet, ein weiterer positiver Faktor. Der Patient hat es mit jemandem zu tun, dessen Beruf es ist (oder: der seinen Lebensunterhalt

davon bestreitet), Menschen zu helfen, die in einer ähnlichen Lage sind wie er. Er hat das seit vielen Jahren getan und wird es noch viele Jahre tun. Dadurch wird die innere Lage des Patienten in einer gewissen Weise »entdramatisiert« und in einen sachlichen Kontext gestellt (Hoffmann & Hofmann, 2025).

- **Entlastung:** Der Therapeut stellt keine Forderungen an den Patienten und versucht, ihn maximal zu entlasten. Statt gleich von notwendigen Veränderungen zu sprechen, schlägt er eine Vorgehensweise vor, die aus zwei Phasen besteht:
  (1) Erst soll sich der Patient von Stress sowie von fremden und eigenen Anforderungen freimachen und freihalten, um überhaupt offen zu sein für Veränderungen und um kräftemäßig zu regenerieren. Er erhält dadurch erst einmal die »Erlaubnis«, eine Auszeit zu nehmen. Das geht einher mit einer Distanzierung von Ansprüchen und Ungeduld, die seinem jetzigen Zustand nicht angemessen sind. Es kommt auch zu einer Reduzierung von Schuldgefühlen sich selbst und anderen gegenüber, die seine Kräftebilanz nur noch mehr belasten.
  (2) Für die zweite Phase stellt der Therapeut ein schrittweises, für die individuellen Bedürfnisse und Möglichkeiten des Patienten maßgeschneidertes Vorgehen in Aussicht mit dem Ziel, seine individuellen Probleme zu bearbeiten.
- **Vermittlung des Gefühls, verstanden zu werden:** Beim Patienten entsteht das Gefühl, dass der Therapeut die wichtigsten Elemente seiner Probleme intellektuell rezipiert und richtig eingeordnet hat. Es entsteht auch zunehmend die Gewissheit, dass er ihn auf eine Art behandeln und führen wird, die seine Ängste und Unsicherheiten berücksichtigt, ihn nicht überfordert und von einer wohlwollenden Einstellung ihm gegenüber getragen wird. Sich auf die Art verstanden zu fühlen, ist die Voraussetzung dafür, sich in seiner Gegenwart zu öffnen, ihn an den eigenen Gefühlen und Gedanken teilnehmen zu lassen, mit der Gewissheit, dass er zu unserem Besten damit umgehen wird. Wenn ein solches Vertrauensverhältnis entsteht, stellt die Gegenwart des Therapeuten einen großen Wert dar. Der spürbare Einfluss, den er auf den Patienten ausübt, kann Stunden oder Tage nach dem Treffen anhalten. Patienten beschreiben ein »Gefühl der Präsenz des Therapeuten«: Oft »reden« sie mit ihm, denken daran, was er zu einer bestimmten Situation sagen würde, was er ihnen empfehlen würde usw. Es entsteht auch das Bedürfnis, ihn nicht zu enttäuschen und sich seiner Zuwendung zu versichern. Tendenzen, eine Person, der man sich so nahe fühlt, zu idealisieren und in eine starke Abhängigkeit zu ihr zu treten, sind oft unausweichlich und müssen von Therapeuten vorsichtig und mit viel Fingerspitzengefühl gehandhabt werden.
- **Vermittlung einer realistischen Sichtweise:** Die populäre Literatur über Krisen lässt einen oft an die Tondichtung »Ein Heldenleben« von Richard Strauß denken. Von schweren Schicksalsschlägen getroffen, wankt der Held zuerst, doch dann besinnt er sich darauf, dass in jeder Krise eine Chance liegt und er fängt an, positiv zu denken. Sind doch seine Ressourcen unerschöpflich, er braucht sich nur darauf zu besinnen. Es gilt, den versteckten Sinn der Botschaft zu entschlüsseln, die das Schicksal ihm durch die Krise schenkt, um ihn zu fördern und wachsen zu lassen. Er schafft es, sich allen Gefahren zu stellen – meist ist es nicht so schlimm, wie er dachte. Hat er etwas

Ziele vorwegnehmen. Bei der Besprechung eines Therapieziels empfiehlt es sich, ausführlich auf seine Bedeutung für das weitere Leben des Patienten hinzuweisen und ihn die positiven Veränderungen, die sein Erreichen erwirken würde, plastisch erleben zu lassen. Dazu können Verfahren wie Zeitprojektion eingesetzt werden. Der Patient wird hier systematisch angeleitet sich angenehme Zielvorstellungen so lebendig und detailliert wie möglich vorzustellen und möglichst intensiv die Gefühle aufkommen zu lassen. Durch das vorweggenommene positive Ziel entstehen Halt, Sicherheit und eine energetisierende Zugkraft.

Sinn der Interventionen aufzeigen. Bei der Durchführung der Therapie ist es notwendig, die einzelnen Interventionen in einen sinnvollen, vom Patienten nachvollziehbaren Zusammenhang zu stellen: Das, was wir heute machen und besprechen, ist die direkte Fortsetzung von dem, was wir in den letzten Sitzungen angefangen haben, und wird, wenn notwendig, in der Zukunft weitergeführt. Insbesondere soll immer ein Spannungsbogen zur Zukunft aufgebaut werden, der aufzeigt, wie die aktuelle Arbeit weitergeführt und ergänzt werden wird. Das Ziel dabei ist, die in Aussicht gestellten positiven Veränderungen für den Patienten immer wieder zu aktualisieren und ihre motivierende Kraft zu wecken.

Positive Verstärkung von außen allmählich durch Selbstermutigung ersetzen. Die Therapeutin soll nicht versäumen, den Patienten immer wieder für positive Ansätze und Erfolge zu verstärken und ihm den eben bewältigten Schritt als Zwischenstufe zu den eigentlichen Therapiezielen aufzuzeigen. In dem Maße, wie die Therapie voranschreitet, werden Eigeninitiative, Eigenverantwortung und Loslösung von der Therapeutin zu wichtigen Therapiezielen. Der Patient erhält (zuerst vielleicht versuchsweise) immer mehr Raum in Bezug auf das, was in der Therapie geschieht. Er soll immer mehr Aktionen (wie Planen und Ausführen) in zunehmendem Maße unabhängig von kurzfristiger Rückmeldung ausführen. Auch Ermutigung und positive Verstärkung sollen immer mehr durch Selbstermutigung und -verstärkung ersetzt werden.

1.5 Standardsituationen bei der Therapie von Anpassungsstörungen

Jeder Patient in einer Anpassungskrise bringt seine individuellen Probleme in die Therapie ein. Es geht dabei um die Bedingungen, die kausal an der Entstehung der krisenhaften Entwicklung beteiligt sind, wie der Verlust einer Partnerschaft, eine schwere persönliche Erkrankung oder soziale Probleme am Arbeitsplatz. Therapeuten werden im Rahmen ihrer Möglichkeiten darauf eingehen und ihnen dabei helfen, ihre Lebenssituation soweit wie möglich zum Positiven hin zu verändern oder sich besser daran anzupassen.

Doch in den meisten Therapien bei Anpassungsstörungen gibt es »Standardsituationen«, die für Therapeuten oft wiederkehrende Probleme darstellen. Beispiele sind:

- Wie helfe ich jemandem dabei, erst einmal eine Pause einzulegen und wieder zu Kräften zu kommen?

- Wie bringe ich jemand dazu, unabhängiger von seiner Vergangenheit zu werden und wieder neue Lebensperspektiven aufzubauen?
- Wie bringe ich jemand in die Handlungsorientierung und wieder »in Bewegung«?

Solche »klassischen« therapeutischen Probleme treten gehäuft auf, wenn es darum geht, enttäuschte und entmutigte, oder kurz gesagt »festgefahrene« Menschen eine Strecke auf ihrem Lebensweg zu begleiten, um ihnen wieder »auf die Beine« zu helfen. Sie treten aber auch in verschiedenen Phasen während der Therapie von Patienten auf, bei denen eine andere Störung diagnostiziert wurde.

Anregungen und Materialien. Wir wollen für all diese Fälle kurze therapeutische Anregungen geben und, im Anschluss daran, jeweils Material für Patienten liefern, das punktuell in der Therapie eingesetzt werden kann. Es besteht aus psychoedukativen Informationen, Fallbeispielen, Selbsteinschätzungshilfen und Übungen.

Wir haben es in die unten aufgeführten Schwerpunkte unterteilt, die einzelnen Module werden in den folgenden Kapiteln der Reihe nach vorgestellt.

Übersicht

Modul 1:	Die eigene Befindlichkeit annehmen und eine Auszeit nehmen
Modul 2:	Die eigene Krise besser verstehen
Modul 3:	Die aktuelle Lage realistisch einschätzen
Modul 4:	Mit Überholtem aufräumen: außen
Modul 5:	Mit Überholtem aufräumen: innen
Modul 6:	Neue Ziele und Perspektiven aufbauen
Modul 7:	Wollen und Planen
Modul 8:	Kräfte mobilisieren
Modul 9:	Handeln und sich hilfreich begleiten
Modul 10:	Mit Problemen und Schwierigkeiten umgehen
Modul 11:	Der Umgang mit anderen Menschen
Modul 12:	Der Umgang mit sich selbst

2 Modul 1: Die eigene Befindlichkeit annehmen und eine Auszeit nehmen

2.1 Einleitung für Therapeuten

Ausgangslage

Menschen in der Krise sind in vielerlei Hinsicht in einer Ausnahmesituation, die wir im Folgenden kurz charakterisieren werden.

Selbstdiskrepanz und emotionale Übererregung. Menschen in einer Krise erleben sich oft in einem Zustand, in dem die Selbstkognitionen von Unstimmigkeit und Widersprüchlichkeit gekennzeichnet sind. So kann sich jemand z. B. aufgrund früherer Erfahrungen als tüchtig, mutig und selbstwirksam ansehen, stellt aber fest, dass er im aktuellen Zustand zögerlich, kraftlos und mutlos agiert. Das Erleben solcher Diskrepanzen über einen längeren Zeitraum hat eine Reihe von negativen Folgen. Die wichtigsten sind innere Unruhe, Verunsicherung, Angst, Desorientierung, das Gefühl festzusitzen, negative Zukunftsprognosen sowie die Verzögerung von Kräfteregeneration und Umorientierung. Für Menschen, die in ihrem Leben gelernt haben, sehr leistungsbetont zu sein, bedeutet eine Krise mit ihren von Schwächen zeugenden Symptomen eine sehr schmerzhafte Situation, mit der sie sich sehr schwer, und sei es nur für eine gewisse Zeit, abfinden können.

Dysphorische Ruminationen. Dabei kreisen die Gedanken um die eigenen Gefühle, um die eigene Person oder um die persönlichen Implikationen der neu entstandenen Probleme. Das Grübeln über die eigene Situation aktiviert negative Assoziationen und Gedächtnisinhalte, wodurch die aktuelle dysphorische Gefühlslage noch verschärft wird. Zudem bindet selbstbezogenes Ruminieren kognitive Ressourcen. Dadurch wird auch die Bearbeitung aktueller Aufgaben beeinträchtigt.

Überzogene Ansprüche an das Selbst. Das Selbstsystem kann sich in einer Krisenzeit vor Diskontinuität und Destabilisierung schützen, indem es den Anspruch an die eigene Leistung zeitweise an die inneren Gegebenheiten anpasst und reduziert. Einigen Menschen fällt das besonders schwer. Im Gegenteil dazu scheint sich eine Art Kompensationsdenken zu etablieren: Je schlechter es mir geht, desto energischer muss ich versuchen, wieder den alten Zustand zurückzuerlangen. Je degradierter meine Situation ist, desto schneller und radikaler muss ich versuchen, alle Schäden wieder rückgängig zu machen. Das Ergebnis dieses Denkens ist eine völlig unrealistische Anspruchshaltung an die eigene Person, ungefähr nach dem Motto: vom Rollstuhl zum Marathon.

Einmal ist eine solche Fehlhaltung mit viel unnötigen Energieausgaben verbunden. Zum anderen kann es zu schlecht vorbereiteten und durchdachten Hau-Ruck-Aktionen kommen, die im schlimmsten Fall die Lage nur noch verschlimmern. Die permanent erlebte Diskrepanz zwischen den eigenen Ansprüchen und der Wirklichkeit wird dann zur permanenten Quelle von schmerzhaften und erschöpfenden Ruminationen.

2.2 Veränderungsziele und Patientenmaterial

Emotionale Beruhigung. Ein erstes wichtiges Ziel bei der Betreuung von Patienten mit Anpassungsstörungen besteht darin, eine gewisse Beruhigung zu erzielen. Solange sie sich permanent die eigenen Schwächen vor Augen führen und sich mit Gefühlen »bombardieren« wie Ohnmachtsempfindungen, Hilflosigkeit und Verzweiflung, die ihre existenzielle Position bedrohen, werden sie in einem Zustand sein, der jedes angemessene Angehen von Problemen stark beeinträchtigt. Um eine emotionale Beruhigung zu erreichen, verfügen wir über die folgenden Möglichkeiten:

(1) Wir bieten dem Patienten die Gelegenheit, ausführlich über seine Lage, aus seiner Sicht, und über seinen Zustand zu reden. Das entspricht bei ihm einem tiefen inneren Bedürfnis und sollte nicht als Jammern oder dergleichen diskreditiert werden. Dadurch, dass der Patient über das, was ihn bewegt, redet, wird er gezwungen, eine erste Ordnung in sein oft diffuses Erleben zu bringen. Dadurch, dass er es in Worte kleidet, ist er gezwungen, Prioritäten zu setzen, auszuwählen, Verknüpfungen herzustellen usw. Dazu kann folgendes Material eingesetzt werden:
   - Arbeitsblatt 1: Lebenskrisen
   - Arbeitsblatt 2: Wie Sie feststellen können, ob Sie sich in einer Lebenskrise befinden
   - Arbeitsblatt 3: Bestandsaufnahme

   Die Therapeutin bespricht ausführlich mit dem Patienten dessen Eintragungen, versucht durch Fragen zusätzliche Informationen zu gewinnen usw.

(2) Der Patient soll vor allem dazu ermutigt werden, primäre Emotionen wie Angst, Trauer, Wut usw. festzuhalten und auszudrücken, damit sie nicht »wegfließen« und gleich durch sekundäre bewertende Gefühle wie Aussichtslosigkeit, Hilflosigkeit, Verzweiflung und Ohnmacht ersetzt werden, die ihn oft in der Krise festsitzen lassen. Das Ausdrücken solcher Gefühle verbraucht einen Teil ihrer Energie. Der Druck lässt mehr und mehr nach und eine erste Erleichterung tritt ein. Dazu kann folgendes Material eingesetzt werden:
   - Arbeitsblatt 2: Wie Sie feststellen können, ob Sie sich in einer Lebenskrise befinden
   - Arbeitsblatt 3: Bestandsaufnahme

   Im Interesse dieser Zielsetzung werden insbesondere die emotionalen Aspekte der Krise geklärt und intensiv ausgewertet.

Annehmen des eigenen Zustandes. Eine erste Anpassungsleistung an eine Krise besteht darin, den eigenen Zustand erst einmal »auszuhalten« und anzunehmen. Geschieht das in unzureichendem Maße, so kann eine sekundäre Krise, eine Art »Pfropfkrise« auf die erste aufsetzen. Der Patient leidet dann z. B. nicht nur daran, dass er seine Arbeit verloren hat, sondern zusätzlich daran, dass er erst einmal desorientiert ist und aus der Balance gerät, statt mit aller Energie die Situation gleich in Ordnung bringen zu wollen. Er muss erst einmal akzeptieren, dass er nicht wie ein Automat funktioniert, sondern dass er eigene Gefühle hat, die sich als Trauer, als Selbstzweifel oder als Angst vor der Zukunft manifestieren. Er muss sich auch damit abfinden, dass seine Kräfte statt zu wachsen, wie es seine Lage erfordern würde, erst einmal schwinden und dass er in einen inneren Ausnahmezustand geraten ist.

In einer solchen Lage an alten Ansprüchen festhalten zu wollen, würde den Kräfteverschleiß nur verschlimmern, zu neuen Frustrationen führen und das Selbstwirksamkeitserleben noch mehr schwächen. Dazu wird folgendes Patientenmaterial eingesetzt:

- Arbeitsblatt 4: Ziele, die Ihrem jetzigen Zustand angemessen sind
- Arbeitsblatt 5: Reduzierung von Ansprüchen und Relativierung von »absoluten Werten«
- Arbeitsblatt 6: Umgang mit Grübeleien

Eine Auszeit nehmen. Menschen in der Krise neigen oft dazu, nach dem Alles-oder-nichts-Prinzip eine Lösung erzwingen zu wollen, bevor sie dann leider oft erschöpft und frustriert von der Erfolglosigkeit ihres Anspruchs in eine Depression hinübergleiten. Sie sollten stattdessen dazu gebracht werden, erst einmal eine Auszeit zu nehmen, um kräftemäßig zu regenerieren. Was wir also vermitteln, ist ein prozesshaftes Modell der Krisenbewältigung. Dazu wird folgendes Patientenmaterial eingesetzt:

- Arbeitsblatt 7: Eine Auszeit nehmen
- Arbeitsblatt 8: Krisenbewältigung

Lebenskrisen

Kritische Lebensereignisse
Dass das menschliche Leben nicht ereignislos verläuft, erfahren wir jeden Tag, im Guten wie im weniger Guten. Manche Ereignisse beschäftigen uns nur für einen kurzen Augenblick und werden dann durch andere abgelöst. Sie stellen einen Moment »gelebtes Leben« dar und hinterlassen keine erfahrbaren Spuren in uns. Andere Ereignisse prägen sich zumindest in unser Gedächtnis ein und wir erinnern uns später an Momente des Glücks oder des Erfolges, aber auch an konkrete Augenblicke, bei denen uns eine schreckliche Angst oder eine tiefe Trauer überfielen. Ein Mensch, dem wir nur ein einziges Mal kurz begegnet sind, bleibt unvergessen durch die Art, wie er uns angeschaut hat. Von einem anderen bleibt eine einzige Bemerkung haften, die wir so abstoßend fanden, dass uns heute noch Ekel und Abscheu packen, wenn wir uns daran erinnern. Aber unser Leben gerät dadurch nicht ins Wanken, wir behalten solche Momente in Erinnerung als starke Erlebnisse, aber mehr passiert nicht.

Andere Ereignisse hingegen erweisen sich als so bedeutsam und folgenschwer, dass sie in der psychologischen Forschung als »kritische Lebensereignisse« bezeichnet werden. Es handelt sich dabei um Episoden oder Entwicklungen, die zu einem beträchtlichen Teil dafür mitverantwortlich sind, dass wir uns in einer bestimmten Richtung verändern. Sie reichen von »persönlichen Katastrophen« (wie der Tod eines geliebten Menschen oder eine eigene schwere Erkrankung) bis hin zu Ereignissen, wie zum Beispiel ein Umzug, die auf den ersten Blick unscheinbare Alltagsvorkommnisse darstellen, die aber, wie sich im Nachhinein herausstellt, doch eine sehr starke Wirkung ausgeübt haben.

Eigenarten von kritischen Lebensereignissen. Kritische Lebensereignisse, wenn sie diese Bezeichnung verdienen, weisen eine Reihe von Eigenarten auf, auf die wir kurz eingehen möchten:

- Es sind solche, die eine Veränderung der Lebenssituation mit sich bringen. Wenn es auch schwer ist vorherzusagen, wie die Dinge sich entwickeln werden, so wissen wir doch genau im Anschluss an bestimmte Ereignisse: Egal wie es weitergeht, es wird nicht mehr so sein, wie es war.
- Kritische Lebensereignisse stören ein Gleichgewicht. Der Zustand vor ihrem Eintreffen war meist dadurch gekennzeichnet, dass wir uns auf irgendeine Weise mit der Welt arrangiert hatten. Auch wenn bei diesem Arrangement unsere Wünsche und Bedürfnisse nicht immer zufriedenstellend zum Tragen kamen, die Lage war zumindest erträglich. Die Lebenssituation nach kritischen Ereignissen ist aber eine andere geworden. Das vorherige Gleichgewicht ist gestört, und es wird etwas Neues entstehen.

- Kritische Lebensereignisse sind stressreich. Sie versetzen uns zeitweise in einen inneren Aufruhr, einen Ausnahmezustand, der viele gewohnte Abläufe stört.
- Solche Störungen sind für die Person erlebbar und manifestieren sich durch starke Gefühle. Die wichtigsten sind Unsicherheit, das Gefühl der Bedrohung, Zweifel bis hin zur Angst, Wut oder Niedergeschlagenheit.

Auf die Art gefordert, müssen wir uns so schnell wie möglich innerlich wie äußerlich an die neue Lage anpassen, um wieder einigermaßen ein Gefühl der Sicherheit und der Zuversicht gegenüber der Zukunft herzustellen. Wir sollten auch, so gut es geht, unsere Lage so in den Griff bekommen, damit wir nicht zu viele Nachteile erleiden bzw. unsere Situation unter Umständen sogar verbessern. Dazu ist es allerdings erforderlich, dass wir unsere Situation beobachten, annehmen, analysieren und verstehen. Wir müssen uns umorganisieren und neue Wege entdecken, um die Lage zu meistern. Dabei ist es oft notwendig, umzulernen, dazuzulernen, sich anzustrengen und oft genug auch zu verzichten.

Info

Die Entwicklungspsychologie ist der Teil der Psychologie, der sich mit dem Werden der Menschen beschäftigt. Die neuere Sichtweise geht nicht mehr davon aus, dass sie sich lediglich in der ersten Phase ihres Lebens, etwa vom Säugling bis zum Erwachsenen, entwickeln. Veränderungsprozesse halten ein Leben lang an. Kritische Lebensereignisse, und vor allem durch sie ausgelöste Lebenskrisen, spielen daher als Motor von Entwicklungsschüben eine ganz zentrale Rolle.

Chronische Belastungen und Überforderung. Neben den destabilisierenden Auswirkungen von kritischen Lebensereignissen bilden auch chronische Belastungen einen Faktor, der sehr bedeutend ist, wenn es darum geht, die Auslöser von Lebenskrisen zu identifizieren. Es kann sich dabei um Momente handeln, wie konfliktreiche Partnerschaften, Überforderung im Berufsleben, häufige unerfreuliche Auseinandersetzungen am Arbeitsplatz, das ständige Gefühl, nicht genug gewürdigt zu werden, soziale Isolation, schwere persönliche Erkrankung usw. Wenn es nicht gelingt, bei solchen chronischen Belastungen rechtzeitig Abhilfe zu schaffen, dann können sie sich als wahre »Energiefresser« erweisen. Sie verdunkeln die Stimmung, das gesamte Denken wird in Form von Sorgen von ihnen beherrscht und die nicht zum Ziele führenden Bemühungen, um sie zu beseitigen, kosten enorm viel Kraft.

Was sind Lebenskrisen oder Anpassungsstörungen?
In vertrauten Situationen sind Menschen in der Lage, relativ gut angepasst auf die jeweiligen Anforderungen, die an sie gestellt werden, zu reagieren. Ihre Art, mit den täglichen Problemen umzugehen, hat sich einigermaßen bewährt und wird auch in Zukunft ausreichend erfolgreich sein. Darauf vertrauen sie. Wenn sich dieser ausgewogene Zustand durch kritische Lebensereignisse oder durch vermehrte Belastungen stark verändert, so entsteht eine innere Unordnung. Eine Umorganisation wird unentbehrlich und es herrscht Handlungsbedarf. Gelingt sie einigermaßen schnell und ist weitgehend erfolgreich, so wird man nicht davon ausgehen müssen, dass jemand in eine Krise geraten ist.

Info

Von einer Lebenskrise oder Anpassungsstörung sprechen wir dann, wenn ein Betroffener Ereignisse und Erlebnisse über einen längeren Zeitraum nicht sinnvoll bearbeiten und bewältigen kann. Der Verlust des seelischen Gleichgewichtes, der kurzfristig auf jedes wichtige Lebensereignis oder auf jede Zunahme von Belastungen und Anforderungen folgt, überschreitet ein kritisches Ausmaß an Dauer und Intensität. Der Betroffene »sitzt erst einmal fest« in einer höchst unbefriedigenden Lebenslage und ist zunächst nicht in der Lage, diese zum Positiven zu verändern.

Ein solcher Zustand ist höchst unbefriedigend und kann zu beträchtlichem Leid führen. Er trägt auch die Gefahr von noch gravierenderen krankhaften seelischen Zuständen in sich. Wie solche krankhaften Entgleisungen vermieden werden können und wie es darüber hinaus sogar möglich ist, Krisen zum Anlass von neuen positiven Entwicklungen zu machen, wollen wir ausführlich beschreiben.

Wie Sie feststellen können, ob Sie sich in einer Lebenskrise befinden

Es gibt sehr starke Anhaltspunkte dafür, dass Sie sich in einer Lebenskrise befinden, wenn Sie die meisten der nachfolgenden Fragen mit einem »Ja« beantworten:

- ☐ Hat es in den letzten 6 Monaten Ereignisse oder Entwicklungen in Ihrem Leben gegeben, die zu einemdeutlich spürbaren Qualitätsverlust oder zu einer Vermehrung von Stress und Belastungen geführt haben? Mögliche Ereignisse dieser Art sind z. B. Verluste, etwa durch Tod oder Trennung, oder ein Prestigeverlust, wie eine schwere Kränkung. Andere Ereignisse oder Entwicklungen sind z. B. vermehrte unerfreuliche Auseinandersetzungen in einer Partnerschaft oder Mobbing am Arbeitsplatz. Auch Überforderungen jeglicher Art, z. B. durch eigene Krankheit oder die eines Angehörigen oder aber durch die Übernahme eines neuen Arbeitsplatzes, können sich derart auswirken.
- ☐ Haben Sie das deutliche Gefühl: So wie es jetzt ist, kann es nicht weitergehen?
- ☐ Spüren Sie eine starke Unsicherheit bezüglich der Zukunft? Können Sie sich einen wirklich befriedigenden Zustand nur schwer vorstellen, oder wenn doch, haben Sie starke Zweifel, ob Sie ihn je erreichen können?
- ☐ Ist Ihre Stimmung insgesamt schlechter geworden? Verspüren Sie einen schnellen Wechsel von Stimmungen? Treten bei Ihnen vermehrt negative Gefühle auf, wie Trauer, Angst, Ärger, Bitterkeit, Neid usw.?
- ☐ Fühlen Sie sich insgesamt zögerlich und unsicher?
- ☐ Sind Sie unentschlossen, wenn es darum geht, etwas zu planen und es auszuführen? Fühlen Sie sich manchmal sogar richtiggehend entmutigt bei dem Gedanken, wichtige Veränderungen zustande zu bringen? Haben Sie keinen klaren Plan, kein Konzept dafür oder wechseln diese ständig?
- ☐ Wechseln sich bei Ihnen Phasen der hektischen Aktivität ab mit solchen der Müdigkeit bis hin zu Erschöpfung?
- ☐ Verspüren Sie eine zunehmende Tendenz, über Ihre Lage nachzugrübeln und sie zu bedauern, statt zu handeln?
- ☐ Fühlen Sie sich immer stärker auf sich selber zurückgeworfen, einhergehend mit einem Interessenverlust an anderen Menschen und anderen Dingen?
- ☐ Vermeiden Sie soziale Kontakte, weil es Ihnen zu viel wird und zu viel Kraft kostet? Klammern Sie sich stattdessen an einen oder wenige andere Menschen, bei denen Sie die Möglichkeit sehen, Ihr Leid zu klagen und Trost zu suchen?

Wie Sie feststellen können, ob Sie sich in einer Lebenskrise befinden

- ☐ Leiden Sie vermehrt an innerer Unruhe, Nervosität, Schlaflosigkeit, Appetitlosigkeit und ähnlichen körperlichen Beschwerden, die Sie früher nicht gekannt haben?
- ☐ Haben Sie das Gefühl, dass viele Aktivitäten generell mehr Kraft kosten als früher?
- ☐ Hat Ihr Nikotin-, Alkohol- oder Tablettenkonsum in letzter Zeit zugenommen? Essen Sie öfter zu viel und unkontrolliert?

Sollten Sie aufgrund der Einschätzung Ihrer momentanen Lage anhand dieser Fragen zu dem Schluss kommen, dass Sie mit Ihren aktuellen Lebensbedingungen schlecht zurechtkommen und sich deshalb in einer Krise befinden, so ist das kein Grund, die Flinte ins Korn zu werfen. Sie werden eine ganze Reihe von hilfreichen Maßnahmen kennenlernen, die Ihnen über Ihre schwierige Lage hinweghelfen.

Bestandsaufnahme

Es ist zunächst ratsam, eine Bestandsaufnahme der momentanen Situation anhand verschiedener Faktoren vorzunehmen.

Körperliches Befinden
Wie sehr wird Ihre aktuelle Befindlichkeit durch folgende Zustände geprägt?

	stark	mittel	fast gar nicht
Müdigkeit			
Innere Unruhe			
Entspannung			
Erschöpfung			
Wohlbefinden			
Energielosigkeit			
Verspannung			
Gefühl der Kraft			
Druckgefühl			
Schmerzen			
Beengung			

Stimmungen und Gefühle
Stimmungen bilden sozusagen den atmosphärischen Hintergrund unseres Erlebens. Sie sind meist von längerer Dauer als Gefühlsregungen, die sich direkt auf Personen oder auf Situationen beziehen. Stimmungen hingegen sind eine Art Barometer unserer inneren Lage. Wie sehr treffen die folgenden Zustände auf Ihre aktuelle Stimmung zu?

Bestandsaufnahme

	stark	mittel	fast gar nicht
Niedergeschlagenheit			
Heiterkeit			
Gereiztheit			
Schwermut			
Verdrossenheit			
Gleichgültigkeit			
Verbitterung			
Apathie			
Gelassenheit			
Ausgeglichenheit			
Unsicherheit			

Vielleicht bemerken Sie in letzter Zeit, dass Ihre Gefühle intensiver geworden sind, als es sonst der Fall ist. Manchmal erleben Sie eine Art »Gefühlsverklumpung«, bei der es Ihnen schwerfällt, die einzelnen Anteile auseinander zu halten. Wie sehr treffen die folgenden Gefühle auf Ihre aktuelle Lage zu?

	stark	mittel	fast gar nicht
Liebe			
Hoffnung			
Hass			
Zufriedenheit			
Mitgefühl			
Angst			
Glück			

Bestandsaufnahme

	stark	mittel	fast gar nicht
Scham			
Trauer			
Stolz			
Überraschung			
Müdigkeit, Leere			
Erleichterung, Entspanntheit			
Neid			
Anspannung, Unruhe			
Freude			
Verachtung			
Ekel			
Schuldgefühl			
Niedergeschlagenheit			
Lustgefühl			
Geborgenheit			
Eifersucht			
Ärger, Wut			
Einsamkeitsgefühl			
Erstarrtsein			
Ohnmacht			
Zweifel			

Bestandsaufnahme

Gedanken und Grübeleien

Manchmal haben Sie richtiggehend den Eindruck, dass eine Art »Gedankenkarussell« in Ihrem Kopf abläuft. Manche, meist unerfreuliche Gedanken wie »Niemand braucht mich mehr« oder »Das schaffe ich nicht« kehren immer wieder, verdüstern Ihre Stimmung oder lösen starke Gefühlsregungen aus. Dann kommt es wieder zu Gedankenkreisen oder -ketten, die sich um bestimmte, meist schmerzhafte Themen drehen. Man bezeichnet sie als Grübeleien. Auch sie treten immer wieder auf und belasten die Betroffenen sehr, ohne dass sie das Gefühl dabei hätten, in der Sache weiterzukommen.

Häufig wiederkehrende Gedanken bei mir sind:

....

....

Grübeleien drehen sich bei mir um folgende Themen:

....

....

Sie haben bisher eine Art Bestandsaufnahme über Ihre Befindlichkeit gemacht. Dabei ist Ihnen sicher manches deutlich geworden, das nicht erfreulich, ja ausgesprochen schmerzlich ist. Vielleicht fühlen Sie sich abwechselnd wie innerlich aufgewühlt, dann wieder wie leer, d.h. ohne jegliches Gefühl. Oft wechseln sich auch eine große innere Unruhe und ein Gefühl der Lähmung ab. Sie verspüren manchmal geradezu den Drang, etwas zu unternehmen, um »alles« zu ändern, aber das verpufft sehr schnell und mündet in Ratlosigkeit und Resignation. Dies kommt dadurch zustande, dass Ihre positiven Gefühle krisenbedingt im Gehirn derzeit eher gehemmt sind. Positive Gefühle helfen uns, in den handlungsorientierten Modus zu kommen und das eigene Verhalten zielführend zu bahnen und zu aktivieren.

Wir wollen nicht übersehen, dass Sie trotz Ihrer Sorgen und Probleme sich manchmal noch relativ wohl fühlen, dass Ihnen manches gut gelingt und dass Sie sich bei bestimmten Aktivitäten richtig entspannen können.

Solche Momente waren in letzter Zeit:

....

....

Ziele, die Ihrem jetzigen Zustand angemessen sind

Nehmen Sie Ihren jetzigen Zustand an, so gut es geht

Sie haben bei Ihrer seelischen Bestandsaufnahme vieles auffinden können, das in Widerspruch steht zu Ihren Erwartungen an einen starken Menschen, der mitten im Leben steht, seine Situation unter Kontrolle hat und Hindernisse aus dem Weg zu räumen vermag. Stattdessen sind Sie auf jemanden gestoßen, der unsicher und zögerlich ist, ja vielleicht ratlos. Auf einen, der leidet, von starken Gefühlen und negativen Gedanken teilweise beherrscht wird – und dieser Jemand sind Sie.

An der Stelle lauert eine große Gefahr. Sie können sich jetzt sozusagen in den Rücken fallen und dafür verurteilen, dass Sie sich »so schwach« vorkommen und geradezu – bösartig ausgedrückt – »eine jämmerliche Figur« abgeben. Doch dadurch würden Sie Ihre Lage nur verschlimmern. Sie würden immer mehr in eine Abwärtsspirale negativer Gefühle gezogen. Selbstvorwürfe und übermäßiger Druck auf sich selbst sind die größten inneren Blocker und verhindern Entwicklungsfortschritte. Gehen Sie mit sich selber um wie mit einer lieben Freundin, die in eine schwierige Situation geraten ist und nun sehr darunter leidet. Sie kämen nicht auf den Gedanken, über sie herzufallen und zu ihr zu sagen: »So wie du jetzt bist, mag ich dich nicht!« Stattdessen würden Sie empathisch reagieren, d. h. Sie wären bemüht, ein genaues, einfühlendes Verständnis für ihre Situation zu entwickeln und ihr dieses mitzuteilen. Sie hätten dabei das Ziel, ihre innere Notlage nicht noch durch einen lieblosen Umgang zu vergrößern, sondern ihr dabei zu helfen, ihre aktuelle Situation einschließlich aller Gefühle und körperlicher Empfindungen erst einmal anzunehmen. Denn nur wenn ihr das gelingt, kann sie zur Ruhe kommen, Kräfte sammeln, um dann, wenn sie sich genügend beruhigt und erholt hat, aktiv an einer Veränderung ihrer Situation zu arbeiten.

Sie sollten erst recht bemüht sein, auf die Art mit sich selbst umzugehen. Wie jeder andere Mensch auch sind Sie unvollkommen und daher entschuldbar. Wenn Sie in Not geraten sind und sich in einer Krise befinden, die Sie nicht auf Anhieb überwinden können, so soll keiner über Sie die Nase rümpfen, schon gar nicht Sie selbst. »Ein Freund in der Not ist ein wahrer Freund.« Gerade jetzt brauchen Sie keine Trennung von sich, sondern eine liebevolle oder zumindest eine erste annehmende Verbindung zu sich. Wie kann Ihnen das sich selbst gegenüber gelingen?

Ziele, die Ihrem jetzigen Zustand angemessen sind

Distanzieren Sie sich zuerst von überzogenen und unrealistischen Ansprüchen an die eigene Person

Im Laufe unseres Lebens, vor allem in der Kindheit und in der Jugend, sind wir immer wieder, in der Familie und in Institutionen wie der Schule, mit den Ansprüchen anderer (Eltern, Lehrer usw.) an uns konfrontiert worden. Wir mussten sie ernst nehmen und versuchten, ihnen gerecht zu werden, allein schon deswegen, weil sie uns als Leitlinien für unser weiteres Handeln dienen sollten und angeblich »nur zu unserem Besten« waren. Auf die Art haben viele von uns Ansprüche an sich selber ausgebildet. Gerade in Krisensituationen werden durch negative Gefühle alte dysfunktionale Glaubenssätze aktiviert, die nur vorgeblich hilfreich und nützlich scheinen, eigentlich aber einer gelungenen Anpassung entgegenstehen und schaden. Die meisten fangen an mit »Ich muss«, »Ich sollte«, »Ich darf auf keinen Fall«, usw.

Bezogen auf die Situation der Krise sind das dann Sätze wie:

- Ich muss unbedingt meine Gefühle unter Kontrolle halten.
- Ich darf mich nicht gehen lassen.
- Ich muss stark und jeder Lebenslage gewachsen sein.
- Wo ein Wille ist, ist auch ein Weg.
- Ich muss funktionieren.
- Ich muss Schwierigkeiten gleich anpacken und sie bewältigen.
- Für jedes Problem gibt es eine Lösung.
- Sich nur keine Blöße geben, was würden dann die anderen denken?
- Ich darf nicht in Selbstmitleid verfallen.
- Ich muss mich an die Kandare nehmen.

Horchen Sie jetzt in sich hinein und überprüfen Sie, ob Sie solche Forderungen an sich selbst stellen. Wenn ja, welche sind es?

....

....

....

Erleben Sie diese jetzt als hilfreich? Geben sie Ihnen Halt und stärken Ihr Selbstvertrauen? Oder finden Sie, dass sie an Ihren Gefühlen vorbeigehen, weil Ihnen eigentlich nach etwas anderem zumute ist? Fühlen Sie sich überhaupt in der Lage, solche großartigen Ansprüche zu erfüllen? Wenn das nicht der Fall ist, so sollten Sie unter keinen Umständen daraus folgern, dass Sie schwach sind und versagt haben. Und das vor allem aus zwei Gründen:

Ziele, die Ihrem jetzigen Zustand angemessen sind

(1) Einmal sind solche Ansprüche so allgemein formuliert und undifferenziert, dass wir sie in der Psychotherapie geradezu als »irrational« bezeichnen. Es sind ihrem Wesen nach »Sprüche«, Druck erzeugende Parolen, die der Vielschichtigkeit menschlicher Reaktionen in keiner Weise gerecht werden. Denken Sie also bloß nicht, die Vernunft und der menschliche Anstand würden es verlangen, auf diese Art zu funktionieren.
(2) Solche Regeln verlangen von Ihnen, dass Sie sich über alles, was in Ihnen vorgeht, hinwegsetzen, vielleicht »irgendeine Aktion« starten und dann zur Tagesordnung übergehen. Das wäre aber das Falscheste, das Sie in Ihrer aktuellen Situation tun könnten. Sie würden auf die Art nichts verstehen, nichts wirklich lösen, nicht Ihren eigenen wahren Bedürfnissen gerecht werden und nichts für die Zukunft lernen. Wir wollen gemeinsam einen anderen Weg einschlagen.

Versuchen Sie zunächst einmal, Ihre Gefühle und Gedanken auszuhalten
Wenn jemand mit starken unangenehmen Gefühlen und Gedanken konfrontiert ist, so neigt er dazu, sich erst einmal davor zu schützen, um nicht davon »überflutet« zu werden. Zu dem Zweck setzen bald Mechanismen ein, die eine deutliche Abwehrfunktion haben. Der erste ist eine Art Schockreaktion. Kurze Zeit berichten Betroffene dann, sie fühlten und dächten »überhaupt nichts«. Das ist so, weil sämtliche seelischen Energien von der Auseinandersetzung mit den schmerzhaften Ereignissen abgezogen wurden. Wenn ein Ausweichen von der Wirklichkeit nicht mehr möglich ist, werden sehr schnell als weiterer Schutz andere Abwehrmechanismen aktiviert. Aber solche Abwehrmechanismen sind nicht gleichzusetzen mit den Mitteln zur Bewältigung einer Krise, über die wir später berichten werden. Bei unserer Vorgehensweise wird sie analysiert und Schritt für Schritt verändert. Bei einer bloßen Abwehr dagegen wird die reale Situation noch immer nicht ganz zur Kenntnis genommen. Es handelt sich dabei um »Strategien« wie:

- **Verdrängen:** Alles, was eine schwierige Situation betrifft, wird so gut es geht aus dem Bewusstsein ausgewiesen.
- **Bagatellisieren:** Es scheint alles nur so schlimm auf den ersten Blick, in Wirklichkeit ist nicht viel passiert.
- **Entwertung:** Hat uns z. B. jemand verlassen, so konzentrieren wir uns ganz auf seine schlechten Eigenschaften, damit der Verlust nicht so gravierend erscheint.
- **Allmachtsphantasien:** Ich brauche es nur wirklich zu wollen, dann werden sich die Dinge schon so einrichten, wie ich es will. In Wirklichkeit kann mir gar nichts Schlimmes passieren.
- **Ablenkung:** Flucht vor der Wirklichkeit in Phantasiewelten oder in einen zwanghaften Aktionismus: Man schmiedet die grandiosesten Pläne oder man ist ständig auf Achse. Man haut sich die Nächte um die Ohren oder flüchtet sich in die Arbeit. Auch Fresserei sowie Alkohol- oder andere Formen von Missbrauch gehören dazu.

Ziele, die Ihrem jetzigen Zustand angemessen sind

- **Falsch verstandenes »positives Denken«:** In Wirklichkeit ist eine Krise ein Zeichen dafür, dass sich nun große Dinge ereignen werden. Es muss danach alles besser werden.

All das sind Mittel, die dazu dienen sollen, Gedanken und Gefühle von uns fernzuhalten, die wir glauben nicht aushalten zu können. Wir dagegen empfehlen, in einer schwierigen Lebenssituation zu sich zu stehen und den eigenen inneren Zustand anzunehmen. Das beinhaltet aber auch, dass Sie sich nicht zu sehr in allerlei Verdrängungs- und Ablenkungsmanöver stürzen. Sagen Sie sich: Ja, so und so ist die Situation und so und so empfinde ich dabei. Sie werden es aushalten und vor allem, es führt letztlich doch kein Weg an der Wahrheit vorbei.

Keine zusätzliche innere Unruhe, kein weiterer Kräfteverschleiß
Viele Menschen in der Krise beklagen sich darüber, dass sie ständig grübeln müssen. Grübeln verursacht eine beträchtliche Unruhe, die bei allen möglichen Tätigkeiten stört und sie nachts nicht schlafen lässt.
Themen für Grübeleien. Die häufigsten Themen Ihrer eigenen Grübeleien haben Sie festgehalten. Sie drehen sich zumeist um die Ereignisse, die die Krise ausgelöst haben, über vermeintliches eigenes Versagen (»Was habe ich falsch gemacht? Wie hätte ich das verhindern können?«) und über die »Schlechtigkeit« anderer Menschen (»Wie konnte er bloß«). Daneben kann alles mögliche »hochkommen«, wie z. B. ähnliche Situationen aus der Vergangenheit, der Gedanke »alles hinzuschmeißen«, Rachefantasien usw.
Merkmale zwanghafter Grübeleien. Bei Grübeleien kommt es ständig zu Gedanken ohne wirklichen Wert und ohne Beziehung zum Handeln. Sie erreichen ein Stadium, in dem sie den Betroffenen das Gefühl der Sicherheit über einen bestimmten Sachverhalt geben könnten. Sie drehen sich um viele Dinge, um Belastendes in der Vergangenheit, um gefürchtete Katastrophen in der Zukunft, um die eigene Unzulänglichkeit, aber eines vermögen sie nicht: Ein klares und deutliches Bild der Gegenwart zu vermitteln, das einen in die Lage versetzen würde zu handeln.

Wichtig

Denken Sie also nicht, dass Sie bei Grübeleien an der Lösung Ihrer Probleme arbeiten und dass Sie sie deshalb nicht unterbrechen dürfen. Dem ist nicht so. Wir haben Ihnen zwar empfohlen, Ihren inneren Zustand anzunehmen und nicht davor die Flucht zu ergreifen, doch nutzlose Grübeleien sollten Sie unterbrechen. Grübeln ist das Gegenteil von Nachdenken und Probleme lösen. Es ist zudem kräftezehrend und verbraucht so zunehmend unser energetisches körperliches Kräftebudget.

Ziele, die Ihrem jetzigen Zustand angemessen sind

Wir werden die Grübeleien später durch ein angemessenes Vorgehen wie Analysieren, Planen und Handeln ersetzen. Doch vorerst: Wie können Sie Kontrolle über Grübeleien gewinnen? Wir wollen eine Antwort zu dieser Frage geben, nach dem wir auch noch die nächste Gefahr bei Krisen angesprochen haben.

Kein unausgegorenes Handeln

Einer Krise geht häufig eine Art Scheitern im weitesten Sinne voraus. Sie haben ein berufliches Projekt realisieren wollen und hatten dabei keinen Erfolg. In Ihrer Partnerschaft häufen sich Schwierigkeiten und Auseinandersetzungen und die Atmosphäre ist dadurch wie vergiftet. Ein gesundheitliches Problem bedroht Sie dermaßen, dass Ihnen die ganze Zukunft düster und unsicher vorkommt. In solchen Fällen verspüren Betroffene oft eine diffuse Unruhe und eine Art Drang zum Handeln: Es *muss* doch möglich sein, gleich etwas zu unternehmen, das die Lage wiederherstellt. Diesem Drang unreflektiert und impulsiv nachzugeben, birgt zweierlei Gefahren:

Alles-oder-nichts-Prinzip. In einem Zustand von Gefühlsaufwallung und großer innerer Unruhe greift man, wenn man handeln will, oft genug leider zu drastischen Mitteln, die nach dem Alles-oder-nichts-Prinzip funktionieren sollen: Mit einem Schlag soll die Lage gewendet werden. Es kommt dann zu unreflektierten Aktionen, die nicht mehr ausreichend mit der Gesamtsituation koordiniert sind. So könnten Sie bei beruflichen Schwierigkeiten auf den Gedanken kommen: Ich gehe jetzt gleich zu meinem Chef, setze ihm die Pistole auf die Brust und drohe: »Wenn Sie nicht auf der Stelle einlenken, schmeiße ich alles hin. Meine Kündigung habe ich gleich mitgebracht.« Solche undifferenzierten Aktionen führen in den seltensten Fällen zum Erfolg. Häufig verschlimmern sie nur die Situation und damit die Krise.

Energiemangel. Oft werden bei impulsiven Situationen aus einem Krisengefühl heraus Zeichen von Müdigkeit oder gar Erschöpfung ignoriert. Man fängt dann etwas unter großem Druck an, aber der verpufft dann ganz schnell, teils weil die Aktion schlecht durchdacht und vorbereitet war, teils aber auch einfach aus Energiemangel. Darum spricht alles dafür, in einer schwierigen und komplizierten Lage erst recht neben Grübeleien auch den Drang, gleich etwas tun zu müssen, unter Kontrolle zu halten. Wir werden stattdessen bemüht sein, schrittweise vorzugehen.

Reduzierung von Ansprüchen und Relativierung von »absoluten Werten«

Welche Werte haben für Sie Bedeutung?

Werte sind Kategorien, die Ihnen erlauben, das zu ordnen, was um Sie herum geschieht und an dem Sie beteiligt sind. Wenn z. B. beruflicher Erfolg einen sehr hohen Wert für Sie hat, dann halten Sie auch Folgendes für günstig und wertvoll: Früh aufstehen, sich fortbilden, die Beziehung zu einem Vorgesetzten, der Sie fördert, besser Englisch lernen, Überstunden machen, Fachzeitschriften lesen, mit einer Frau ausgehen, die ausgezeichnete Beziehungen hat usw. Wenn Sie Ehrlichkeit für einen besonders hohen Wert halten, müssen Sie Folgendes schlecht finden: Unfähigen Kollegen schmeicheln, im Supermarkt eine Knoblauchzehe mitgehen lassen, mehrmals am Tag Notlügen gebrauchen, überschwänglich mit jemand umgehen, den Sie nicht ausstehen können, ein Toupet tragen.

Überlegen Sie sich, welche Werte, Wünsche und Ziele bisher in Ihrem Leben von großer Wichtigkeit waren und Sie geprägt haben. Beispiele dafür sind:

- Leistung ist mir das Allerwichtigste.
- Ich strebe sehr häufig nach Anerkennung durch andere Menschen.
- Bei der Arbeit und im Umgang mit Kollegen muss ich möglichst totale Kontrolle haben.
- Ich konkurriere oft, auch wenn ich es mir nicht immer eingestehen will.
- Ich übernehme fast immer die Verantwortung; nur dann fühle ich mich wichtig.
- Ich fühle mich oft unentbehrlich, bin nicht leicht zu ersetzen, andere machen es fast immer schlechter als ich.
- Das Ziel aller Bemühungen ist der soziale Aufstieg.
- Der Wille, alles gut und perfekt zu machen, ist der höchste Wert bei der Arbeit.
- Auch in meiner Freizeit sind Leistung und Nutzen von höchster Wichtigkeit.

Erkennen Sie die meisten dieser Motive bei sich wieder? Es gibt sicherlich Menschen, denen diese Werte Erfolg und Zufriedenheit in ihrem Leben bringen. Doch es fällt auch auf, dass sie irgendwann beginnen, unter ihren eigenen Werten zu leiden.

Werte als »Klotz am Bein«

Werte, die vorwiegend auf Leistung, Macht, Anerkennung und Kontrolle basieren, verlangen sehr viel Kraft in ihrer Realisierung. Diese steht Ihnen nicht immer in ausreichendem Maße zur Verfügung. Oft erlaubt die konkrete Situation Ihnen auch nicht, Ihre hohen Ansprüche mit Erfolg in die Tat umzusetzen. Außerdem macht Ihre extreme Haltung Sie immer abhängiger von Anderen.

Reduzierung von Ansprüchen und Relativierung von »absoluten Werten«

Hier sind einige Äußerungen von Menschen, die merken, dass sie anfangen, unter der eigenen Haltung zu leiden: »Ich zappelte immer nach Anerkennung«, »Man hielt mir wie dem Esel eine Möhre vor den Kopf und ich trottete los«, »Ich habe oft das Gefühl, wie fremdgesteuert zu sein«. Sehr häufig entwickelt sich tragischerweise die Situation solcher Menschen so, dass sie immer mehr Mühe und Kraft investieren müssen, um immer weniger dafür wiederzubekommen. Der gefühlte Handlungs- und Entscheidungsspielraum wird enger. Die freie sich selbst steuernde Haltung: »Ich *darf* entscheiden, was ich möchte, was sinnvoll ist, was ich brauche, was wirklich nötig ist, was ich einfach lasse, ging verloren. Ich fühlte mich so unruhig und ständig unter Druck.« (Zitat einer Betroffenen).

Nach bisherigen Studien senkt das Erreichen extrinsischer Ziele, die durch das Streben nach Einfluss, Prestige, Geld und gutem Aussehen charakterisiert sind, generell eher das eigene Wohlbefinden (u. a. Ryan & Deci, 2020).

Die oben genannten Werte unterdrücken in ihrer extremen Form leicht wichtige andere Bedürfnisse wie die nach Halt, Geborgenheit, Sicherheit, Freiheit und Gemeinsamkeit mit anderen Menschen. Das kann schwerwiegende Folgen haben. Unsere Bedürfnisse sind hierarchisch geordnet. Gerade die Bedürfnisse nach Sicherheit, Halt und Geborgenheit sind Basisbedürfnisse eines jeden Menschen. Erst wenn sie ausreichend befriedigt sind, fühlt sich jemand so richtig dauerhaft wohl und kann sich darüber hinaus mit anderen Zielen befassen. Erfolgreiches Leistungsstreben und die Jagd nach Anerkennung können zwar auch starke Gefühle hervorbringen, vor allem Stolz und das Gefühl von Macht. Aber diese Gefühle haben leider die Eigenart, sehr schnell wieder zu verschwinden. Dann müssen Sie wieder ran und noch mehr leisten. Im schlimmsten Falle erwächst aus diesem Mechanismus geradezu eine Arbeitssucht, die Sie immer mehr gefangen nimmt. Dann wird es höchste Zeit zu erkennen, dass Sie sich auf einem Irrweg befinden und dagegen angehen müssen.

Differenzieren Sie absolute Werte

Worin kann das bestehen? Es geht einmal darum, andere Werte zu aktivieren und zu reaktivieren. Es gibt die Möglichkeit von sozialen Kontakten, die nicht an bestimmte Bedingungen wie gemeinsame Leistung, gegenseitige Anerkennung usw. gebunden sind, sondern die einfach von Sympathie oder gemeinsamen Aktivitäten ohne Erfolgsdruck leben. Sie sind in der Lage, ein grundlegendes Gemeinschaftsgefühl aufzubauen, das wieder unabhängiger macht. Durch solche Kontakte und durch eigene Hobbys, bei denen Sie nichts leisten, sondern bloß Genuss, Freude oder Spaß empfinden, entwickeln Sie ein größeres Maß der Selbstbestimmtheit. Sie empfinden dabei wieder mehr innere Freiheit und eine größere Gelassenheit.

Reduzierung von Ansprüchen und Relativierung von »absoluten Werten«

Doch in vielen Fällen setzt eine solche positive Entwicklung eine Relativierung und eine Differenzierung der oben genannten Leitwerte voraus. Nur dadurch, dass Sie anfangen zu verstehen, dass solche inneren Leitsätze nur dann sinnvoll und Erfolg bringend sind, wenn sie nicht absolut gelten, können Sie sich ihrer Tyrannei entziehen.

Es geht nicht darum, bisherige Werte ganz und sofort »abzustellen«. Wir empfehlen Ihnen zur allmählichen Umwertung, einen inneren Distanzierungsprozess dadurch einzuleiten, dass Sie sich erst einmal »die andere Seite der Medaille« bewusst machen. Suchen Sie sich die positiven Aspekte eines jeden Leitsatzes heraus, aber sehen Sie auch seine Grenzen und die Nachteile, die aus einer Übertreibung resultieren. Einige Beispiele dieses Vorgehens:

- Leistung ist mir das Allerwichtigste, **aber** wenn mein Familienleben und meine Gesundheit darunter leiden, läuft etwas schief in meinem Leben.
- Ich strebe immer nach Anerkennung durch andere Menschen, **aber** ich muss auch in der Lage sein, mir selber zu genügen.
- Bei der Arbeit und im Umgang mit Kollegen muss ich möglichst totale Kontrolle haben, **aber** das darf mich nicht ständig unter höchster Anspannung halten.
- Ich fühle mich oft unentbehrlich, bin nicht leicht zu ersetzen, andere machen es fast immer schlechter als ich, **aber** ich habe auch andere Bedürfnisse, denen ich gerecht werden muss wie …

Eigene Werte, die ich unbedingt differenzieren sollte, das heißt solche, die wichtig für mich sind – aber ich sollte die positiven Aspekte von möglichen negativen unterscheiden:

....

....

....

....

....

....

....

....

....

Umgang mit Grübeleien

Wir empfehlen, beim Umgang mit Grübeleien die folgenden Maßnahmen anzuwenden und bei Bedarf ausführlich einzuüben. Durch diese kognitiven, imaginativen und körperlichen Methoden gelingt eine zunehmende Defusion (Distanzierung) von den Bewusstseinsraum einnehmenden und »anhaftenden« Problemgrübeleien.

Innerliches und äußerliches »Aufrichten«. Wenn Sie dabei sind, in Grübeleien zu verfallen, so sollten Sie sich erst einmal körperlich »aufraffen«. Wenn Sie sitzen oder liegen, stehen Sie erst einmal auf. Wenn Ihre Haltung in den letzten Minuten immer schlaffer geworden ist, stellen Sie eine gesunde Spannung in Ihrem Körper her: Ballen Sie die Fäuste, stellen Sie sich ganz fest auf den Boden, spüren Sie Ihre Beine und Füße und nehmen Sie eine aufrechte Haltung ein (Rücken gerade, Kopf hoch, Brust frei und verlängertes bewusstes Ausatmen). Die körperliche Spannkraft erzeugt eine höhere mentale Spannkraft, die das Grübeln abschwächt. Ansatzweise können Sie das auch tun, wenn andere dabei sind. Geben Sie sich dabei ein klares und deutliches innerliches Signal. Sagen Sie sich: Ich merke, dass ich wieder in die alten Grübeleien verfalle. Sie sind nur schmerzhaft und führen zu nichts. Eine Selbstaffirmation »Ich will wirklich jetzt auf der Stelle damit aufhören. Ganz bestimmt!« hilft zusätzlich innere Willensenergie gegen Grübeln zu mobilisieren. Aber Sie können nicht mit etwas aufhören, ohne gleich danach Ihre Aufmerksamkeit aktiv auf etwas anderes zu richten. Das führt uns zum nächsten Schritt:

Neue Konzentration auf die jeweilige Beschäftigung. Wenn Sie bei der Arbeit oder bei einer anderen Tätigkeit sind, so liegt es nahe, sich wieder voll und ganz damit zu beschäftigen. Fragen Sie sich: »Was habe ich eben getan?« und dann: »Was werde ich als Nächstes tun?« und wenden Sie Ihre Aufmerksamkeit wieder voll und ganz der Beschäftigung zu.

Gezielte Bewegung. Wenn Sie nicht gerade mit etwas beschäftigt sind, so gibt es die Möglichkeit, Ihren inneren Widerstand gegen sinnloses Grübeln durch körperliche Betätigung zu stärken. Untersuchungen haben gezeigt, dass schon ein 10-minütiges rasches Gehen zu einem deutlich erhöhten Gefühl der Kraft und zu einem Abreißen vorangegangener Grübeleien führt. Im Anschluss an solche sportlichen Betätigungen wie Gehen, Joggen, Gymnastik usw. ist auch eine positivere Einschätzung der Lebensumstände und sogar eine optimistische Haltung dem Leben gegenüber festzustellen.

Einfache kurze Imaginationsübungen. Sie können Ihre Grübelinhalte auf außen Vorbeiziehendes setzen und fortbewegen lassen. Es eignen sich vorüberziehende Wolken dazu wie auch Waggons eines Zuges in der Ferne, Schiffe auf dem Ozean, eine Borke auf dem Bach, auf die Sie den jeweils auftretenden Gedanken legen können.

Umgang mit Grübeleien

Falls diese Übung anfangs noch nicht greift, können sie eine »Tresorübung« durchführen. Sie stellen sich dabei einen großen Eisentresor vor und imaginieren, wie sie mit einigem Kraftaufwand die Tür öffnen. Sie sagen sich: »Ich lege in den Tresor alle meine Gedanken, Gefühle und Vorstellungen hinein« und imaginieren, wie Sie sie in den Tresor ablegen. Sie schließen die Tür wieder, drehen den Schlüssel herum, ziehen ihn aus dem Schloss und legen ihn in eine Tasche Ihrer Kleidung hinein. Dabei sagen Sie: »Ich kann, wenn ich möchte, jederzeit die Gedanken aus dem Tresor holen«.
Einfache Konzentrationsübungen als »Anti-Grübel-Training«. Beim Grübeln überfällt und überschwemmt Sie alles Mögliche, das Sie innerlich bewegt, zu den ungünstigsten Zeitpunkten. Dadurch entstehen bloß negative Gefühle und eine große innere Unruhe, ohne dass sich dadurch etwas Brauchbares für die Zukunft ergeben würde. Einfache Konzentrationsübungen verfolgen ein doppeltes Ziel. Einmal helfen sie Ihnen gleich in der Situation, Grübeleien abzustellen. Sie bilden aber auch eine Art Training, das Ihnen hilft, sich innerlich auch in der Zukunft besser gegen »Störungen« abzuschirmen und sich auf Dinge zu konzentrieren, die für Sie wichtig sind.

Wir geben Ihnen eine Reihe von Beispielen dafür:

- Üben Sie regelmäßig, sich in Gedanken auf bestimmte Inhalte zu konzentrieren. Wenn Sie von Grübeleien gestört werden, setzen Sie sich mit geschlossenen Augen hin, die linke Hand auf den Knien, und Sie sollen an nichts anderes denken als an Ihre linke Hand. Sie stellen sich die Hand ganz genau vor und spüren ihre Gegenwart, obwohl sie sich nicht bewegt. Dann bewegen Sie langsam die Finger und konzentrieren sich auf die dabei entstehenden Empfindungen.
- Richten Sie Ihre Gedanken auf eine Zahl, z. B. auf die Acht. Sie konzentrieren sich auf ihre Form, ohne zuzulassen, dass Sie durch andere Gedanken abgelenkt werden. Dann gehen Sie zu einer anderen Ziffer über.
- Eine andere Übung besteht darin, zur Ablenkung von schmerzhaften Inhalten ausgehend von 1000 jeweils um vier rückwärtszuzählen.
- Weiter können Sie Ihre Aufmerksamkeit auf ein Bild an der Wand richten und dabei vom ersten Eindruck zu immer präziseren Details überzugehen.
- Andere Übungen haben zum Inhalt, z. B. Tiere oder Pflanzen in alphabetischer Reihenfolge aufzuzählen oder sich einen Spaziergang durch die Natur so detailliert wie möglich vorzustellen.

Umgang mit Grübeleien

Keine durchgrübelten Nächte! Nachts sollten Sie aufstehen, wenn Grübeleien auftreten, die Sie nicht abschütteln können und die Sie am Einschlafen oder am Durchschlafen hindern. Sie sollten erst dann wieder ins Bett gehen, wenn Sie nach längerer Zeit der Ablenkung vom Grübeln müde geworden sind. Zur Ablenkung können Sie fernsehen, sich Fotos von Reisealben ansehen oder Bilder aus irgendwelchen Büchern. Versuchen Sie, nur solche Tätigkeiten auszuführen, die Ihnen nicht zu schwierig vorkommen.

Denken Sie daran, sich aufdrängende klebrige (adhäsive) Grübeleien haben nichts mit wirklichem Denken zu tun, sondern schießen »primitiv-assoziativ« und emotionsgeladen ins Bewusstsein. Ein gezieltes gedankliches Auseinandersetzen währenddessen ist oft auch nicht möglich. Gerade auch in der Nacht, wenn emotionale Hirnreale gegenüber den kognitiven dominieren, können Grübeleien verstärkter auftreten.

Leiden Sie unter intensiven Grübeleien, so hat sich die sogenannte Grübelstuhltechnik bewährt. Hierbei schreiben Sie spontan alle Grübelgedanken samt zugehörigen Gefühlen zur Entlastung auf. Sie nehmen sich dazu täglich nicht mehr als 20 Minuten Zeit, möglichst am gleichen Ort und zur gleichen Tageszeit. Dadurch sind die Grübeleien »abgelegt« und drängen weniger assoziativ am Tag ins Bewusstsein. Auftretende Grübeleien können zudem auf diesen Zeitpunkt aktiv verschoben werden: »Ich werde mich damit nicht jetzt, sondern um 17 Uhr beschäftigen.«

Info

Mit all diesen Maßnahmen führen Sie richtiggehend eine Art Gehirntraining durch, das Sie mit der Zeit immer besser gegen alle möglichen negativen Gefühle, Vorstellungen und Empfindungen immunisiert, und Sie lernen dabei, sich immer mehr auf andere notwendige Inhalte zu konzentrieren.

Eine Auszeit nehmen

Gewinnen Sie erst einmal Abstand, nehmen Sie, wenn es geht, eine Auszeit
Diese erste Empfehlung mag auf den ersten Blick paradox erscheinen. Ihre persönliche Lage hat sich in irgendeiner Form zugespitzt, Ihre Gefühle sind in Aufruhr und tausend Gedanken gehen Ihnen durch den Kopf. Es erscheint Ihnen dringend geboten zu handeln – und wir meinen, Sie sollten erst einmal von alldem Abstand nehmen.

Die Auszeit soll einerseits dazu dienen, dass Sie sensorische Erregung wie Unruhe und Nervosität abbauen. Anderseits können Sie Kraft auftanken (Ihr energetisches Körperbudget verbessern). Auf diese Weise kann innere Lebendigkeit und Tatkraft wieder mehr in den Vordergrund treten. Dadurch sind Sie auch wieder in der Lage, sich mit der Krise klarer und zielorientierter auseinanderzusetzen.

Info

Eine Auszeit nehmen bedeutet, dass Sie sich erst einmal so gut es geht von den Tagesgeschäften abwenden, um sich Zeit für sich selbst zu nehmen und für ganz einfache Dinge. Es bedeutet aber auch, dass Sie sich möglichst wenig mit Ihren aktuellen Sorgen, d. h. mit den krisenauslösenden Momenten befassen. Das wird Ihnen sicherlich nicht ganz gelingen, aber das ist nicht schlimm. Hauptsache, es gelingt Ihnen im Ansatz. Wichtig ist, dass Sie sich zunächst einmal sich selbst zuwenden.

Was tun während der Auszeit? Am besten, Sie nehmen sich nichts Großes vor und beschäftigen sich mit ganz einfachen Dingen. Der amerikanische Psychologe Abraham Maslow (1981) hat die vielfältigen Bedürfnisse, die Menschen haben, geordnet und ist so von grundlegenden zu immer komplexeren gelangt. Die elementarsten Bedürfnisse sind die, die den unmittelbaren Erhalt des Menschen als Lebewesen zum Ziel haben, wie Hunger und Durst, aber auch das Bedürfnis nach Ruhe. Dann folgt unmittelbar ein Bedürfnis nach Sicherheit und Geborgenheit. Menschen fühlen sich am sichersten in einer Umgebung, die ein großes Maß an Stabilität und Ordnung aufweist. Dann folgt das Bedürfnis nach Zuwendung und Zuneigung.
Vorgehen. Unsere Empfehlung ist es, sich während Ihrer Auszeit mit den einfachen Dingen des Lebens abzugeben und auf Ihre ganz elementaren Bedürfnisse einzugehen. Schaffen Sie sich zuerst ein möglichst großes Maß an Entlastung. Sagen Sie Verpflichtungen, die Sie emotional belasten würden, möglichst ab. Stellen Sie, am besten am Abend für den nächsten Tag oder jeweils für die nächsten Stunden, einen möglichst einfachen Zeitplan auf. Strukturieren Sie haltgebend Ihren Tag abwechselnd in Ruhephasen und aktive Phasen. Gehen Sie spazieren, lesen Sie, hören Sie Musik, suchen Sie

Eine Auszeit nehmen

Orte auf, wo Sie sich geborgen und sicher fühlen oder machen Sie es sich zu Hause so gemütlich, wie es nur geht. Suchen Sie einfache Gespräche mit Menschen, bei denen Sie sich wohl fühlen und führen Sie möglichst keine Problemgespräche. Akzeptieren Sie Ihre Befindlichkeit so wie sie ist, und machen Sie sich keine Vorwürfe, verlangen Sie nicht zu viel von sich. Fallen Sie nicht über sich selbst her und auch nicht über die ganze Welt. In Ihrer momentanen Situation geschähe dies in einer Art, die mit Sicherheit ungerecht wäre und letztlich sich und andere nur verletzen könnte. Vor-werfen heißt, wie im Wort schon sichtbar, sich einen Stein vor den eigenen Körper und Geist zu werfen, der das Weitergehen und Vorankommen letztlich verhindert und abstoppt. Bedürfnisorientiertes Handeln ist so gar nicht mehr möglich.

Brechen Sie andererseits durch impulsives vorschnelles Verhalten keine Brücken hinter sich ab und verbauen Sie sich nichts. Kommen Sie ein wenig zur Ruhe und sammeln Sie Ihre Kräfte. Sie werden sie noch brauchen. Notieren Sie nun, was Ihnen dabei hilft.

Was mich besonders entspannt, mir Kraft gibt und mich ruhiger werden lässt:

....

....

....

....

....

....

....

....

....

....

....

....

....

....

Krisenbewältigung

Wir werden Ihnen Vorschläge erläutern und Material dazu liefern, das Menschen weiterhelfen kann, aus ihrer persönlichen Krise herauszukommen. Einiges davon lässt sich auch sehr gut in Ihre Therapie oder in Ihr Selbststudium integrieren.

Doch das alles ist in keiner Weise als »Allheilmittel« gegen alle nur denkbaren seelischen Zustände und Erkrankungen gedacht. In dem sehr sensiblen Bereich psychischer Nöte und Schwierigkeiten kann man nicht umsichtig und vorsichtig genug sein. Nicht selten werden von Halbgebildeten und Scharlatanen Ratschläge erteilt, die wenig hilfreich sind. Deswegen möchten wir es nicht versäumen, in aller Kürze und in vereinfachter Form auf einige Prinzipien einzugehen, die die Basis einer wirkungsvollen Krisenbewältigung bilden.

Realismus statt Schönfärberei

Wir beginnen mit einem persönlichen Erlebnis: Eines Tages suchte mich (N.H.) eine 35-jährige Frau auf. Sie war schwer depressiv und am Rande des Suizids. Ihr Mann war vor einem Jahr bei einem Autounfall tödlich verunglückt. Sie hatte eine gute Ehe geführt, und die Trauer im Anschluss an seinen Tod war sehr tief. Sie meinte aber, endgültig in die Verzweiflung habe sie Folgendes gestürzt: Sie suchte nach dem Unfall verständlicherweise Hilfe und Trost, und das in kurzen Abständen bei ihrem Frauenarzt, bei einer befreundeten Psychotherapeutin und bei einem Seelsorger. Alle drei hätten ihr, mit leichten Abwandlungen, das Gleiche vermittelt, und daher müsse es ja wohl richtig sein. Der Autounfall sei selbstverständlich kein Zufall. In irgendeiner Form habe der Mann gespürt, dass seine Zeit in diesem Leben abgelaufen sei. Er sei nun auf dem Weg, eine neue Existenzform aufzusuchen. Also kein großes Drama. Die entscheidende Aufgabe, die sie nun zu lösen hätte, wäre herauszufinden, welchen Sinn das alles für sie und ihre dreijährige Tochter habe.

Die Ansicht, ihr Mann habe ja zweifelsfrei den Unfall »gewählt«, weil es Zeit war, in eine neue Daseinsform zu schlüpfen, verwirrte die Frau sehr. Warum gerade jetzt? Warum so früh? War er nicht glücklich mit uns? (Auch nach der ICE-Katastrophe von Eschede im Jahre 1998 konnte man öfter solche verworrenen Argumentationen hören: »Die Menschen, die umgekommen sind, waren zu dem Zeitpunkt im Zug, weil sie in eine andere Existenzform treten wollten. Dafür müssten die Angehörigen doch Verständnis haben.«). Am meisten aber ängstigte sie die von den drei Beratern geforderte Pflicht, darin einen Sinn sehen zu müssen, eine Botschaft herauszulösen, die sie für sich und – was noch erschwerend hinzukam – für ihr Kind auf der Stelle umzusetzen hatte. Sie vermochte das nicht. Immer wieder tauchte der Gedanke auf: Ein Betrunkener hat doch den Unfall verschuldet. Das ist schrecklich, aber vielleicht ist das die Erklärung.

Sie bekam dann jedes Mal neben dem Schmerz auch noch ein schlechtes Gewissen, weil sie so oberflächlich dachte und offensichtlich der Situation nicht gewachsen war.

Ich erzählte ihr, dass eine Freundin von mir von einem herabstürzenden Balkon erschlagen worden war. Ich meinte weiter, ich sei damals auch sehr verwirrt gewesen und hätte mir die Frage gestellt: Warum gerade sie, warum gerade so? Schließlich hätte ich mich mangels weiterführender Informationen zu dem Standpunkt durchgerungen: Weil sie sich gerade zu dem Zeitpunkt unter den herunterfallenden Steinplatten befand. Meine Besucherin wirkte sehr erleichtert, stellte dann etwas ungläubig fest: »Dass Sie noch so denken können.«

Diese Bemerkung kann einen nur erstaunen. Haben wir inzwischen ein Anrecht darauf, dass alles, was sich auf diesem Planeten ereignet, für uns einen weltübergreifenden, größeren Sinn hat, und zwar einen positiven, uns fördernden, wie für unsere Belange maßgeschneidert? Muss jede Katastrophe einen Sinn haben? Hat jeder Unfall, jede Krankheit eine geheime Botschaft, die, wenn wir sie nur lesen können, eindeutig und positiv auslegbar ist? Eine solche Haltung, die dazu neigt, Krisen nicht nur zu bagatellisieren, sondern geradezu zu idealisieren, ist nicht nur falsch, sondern kann geradezu gefährlich sein.

Zum Ersten: Lebenskrisen können der Ausgangspunkt für schwere seelische Störungen sein. Das wird in der psychologischen Forschung, über jeden Zweifel erhaben, anhand von vielen Untersuchungen belegt. Zum Zweiten kann eine innere Einstellung, die jede Krise automatisch zu einer »Lebenschance« umfunktioniert, aus folgendem Grund gefährlich sein: Der ideologische Zwang, über alles und zu jedem Zeitpunkt »positiv zu denken«, verhindert oft die mühseligen Anstrengungen, die notwendig sind, um die innere und die äußere Lage wieder unter Kontrolle zu bringen. Warum soll ich mich anstrengen, es wird ja doch automatisch alles gut! Aber nur um den Preis einer oft mühsamen Umorganisation seiner Verhältnisse kann der Mensch sich unter Umständen wirklich eine bessere Lebenschance schaffen. In den Schoß fällt sie ihm nicht automatisch.

Bewältigen statt Durchhängen

Menschliches Leben ist ständigen Veränderungen unterworfen, negative Ereignisse sind unabwendbar und Anlässe für Stress allgegenwärtig. In der Psychologie der letzten Jahrzehnte hat sich dazu eine Art Perspektivenwechsel eingestellt: Das Augenmerk richtet sich nicht mehr bloß auf die negativen Ereignisse, denen Menschen unterworfen sind, sondern im besonderen Maße auf die Möglichkeiten, die sie haben, um damit umzugehen und sie zu bewältigen. Bleibt jemand bloß auf die negativen Seiten seiner veränderten Lebenssituation fixiert, bedauert das Schmerzhafte daran, trauert der Vergangenheit nach oder versucht, »mit der Brechstange« alles auf einen Schlag zu verändern, so realisiert er eine höchst unwirksame Form von Krisenmanagement. Wenn er ganz passiv bleibt und gar nichts unternimmt, dann nutzen sich seine Kräfte immer mehr ab und seine seelische Situation droht sich zu verschlechtern.

Wir wollen Ihnen dabei helfen, Passivität, Entmutigung und Verzagtheit, aber auch unkontrollierte Impulsivität zu überwinden und die eigene Lebenssituation wieder unter Kontrolle zu bringen, basierend auf den Arbeiten über die psychologische Bewältigungsforschung und auf eigenen therapeutischen Erfahrungen.

Info

Mit Bewältigung ist ein nach innen und nach außen gerichteter Arbeitsprozess gemeint, der keineswegs ohne ein Mindestmaß an Bewusstheit, Anstrengung und Reflexion ablaufen kann.

Pragmatisch und schrittweise

Die Vorgehensweise, die wir in der Therapie und in der Selbsthilfe vertreten, ist eine differenzierte, in der die einzelnen Elemente aufeinander aufbauen. Menschen sind vielschichtige Wesen. Sie nehmen Informationen über ihre Umwelt, vor allem über ihre soziale, auf und verarbeiten sie zu Produkten, die ihr Handeln leiten. Die erfolgreichen speichern sie, um bei zukünftigen Anlässen schnell und wirksam handeln zu können. Sie werden dabei geleitet von ihren Wünschen und Zielen, aber auch von Normen und Idealen, denen sie sich verpflichtet fühlen. Begleitet wird das alles von Stimmungen und Gefühlen, die sie unter Umständen fast ganz beherrschen können und dann zu wichtigen Leitlinien ihres Handelns werden.

Soll jemand in die Lage versetzt werden, sich in einer schwierigen Situation wie einer Krise angemessen und wirkungsvoll im Sinne seiner Ziele zu verhalten, so müssen die verschiedenen menschlichen Ebenen wie Gefühle, Gedanken, Handlungen berücksichtigt werden. Das setzt ein differenziertes schrittweises Vorgehen voraus, das auf den ersten Blick allerdings etwas komplizierter erscheint, als viele übliche Hauruck-Rezepte.

3 Modul 2: Die eigene Krise besser verstehen

3.1 Einleitung für Therapeuten

Ausgangslage

Dem eigenen Zustand, vor allem den Veränderungen, die sie an sich selbst feststellen, stehen von Anpassungsstörung betroffene Menschen in der Regel verständnislos gegenüber. Im Mittelpunkt ihrer Aufmerksamkeit stehen Zustände wie Energielosigkeit, Aufmerksamkeitsstörungen, Selbstzweifel, Schuld- und Angstgefühle oder Aggressionen. Die Beziehung zu belastenden Lebensereignissen wird zwar wahrgenommen, aber es fehlt ein Verständnis dafür, wie man selbst dadurch in einen solchen Zustand geraten konnte. Nicht selten treten aus dem Gefühl festzusitzen angstbesetzte und verdunkelnde Fantasien über den Verfall der eigenen Person, über Katastrophen in der Zukunft usw. auf.

Die ruminative Beschäftigung mit den Symptomen der Krise führt auch am Anfang dazu, dass die Bedeutung der belastenden Lebensereignisse für das Selbsterleben der Person abgewehrt wird. Die Betroffenen beschäftigen sich vor allem mit ihrem eigenen Zustand durch Grübeln, vage Assoziationen und vorschnelle Bewertungen. Das hindert sie daran, die mit den belastenden Ereignissen verbundenen neuen Erfahrungen zu erleben und zu akzeptieren.

3.2 Veränderungsziele und Patientenmaterial

Das wichtigste Ziel ist es, aus einer diffusen Unordnung der Erklärungsversuche des Patienten, seinen eigenen Zustand betreffend, ein gedankliches System zu schaffen mit folgenden Merkmalen:

Kohärenz	Es liefert eine Antwort auf die wichtigsten Fragen, die der Patient sich stellt oder im Lauf der Therapie stellen wird: ▶ Woran leide ich? ▶ Worin besteht mein Zustand? ▶ Warum bin ich in diesen Zustand geraten? ▶ Welche Ereignisse in meinem Leben haben dabei eine Rolle gespielt? ▶ Gibt es etwas, was ich zu meiner Krise beigetragen habe? ▶ Werden die Symptome, die mich besonders stören oder ängstigen, wieder verschwinden? ▶ Welches sind meine Stärken, die ich nutzen kann? ▶ Werde ich die Kraft haben, mich mit den auslösenden Momenten der Krise auseinander zu setzen? ▶ Erhalte ich auch dabei Hilfe?
Greifbarkeit	Das gelieferte Erklärungsmodell soll nachvollziehbar, verständlich und überzeugend sein.
Abschließbarkeit	Im günstigen Fall führt es zu einer Art Aha-Erlebnis: »Ja, so ist es … jetzt fühle ich mich nicht mehr dem geheimnisvollen inneren Mechanismus ausgeliefert.«
Beruhigung und Hoffnung indizierend	Die Erläuterungen sollen entängstigend und entschuldigend wirken. Sie vermitteln: Es gibt gute Hilfsmöglichkeiten und innere Aussichten. Die Krise ist nicht das Ergebnis von Versagen, Feigheit oder Mutlosigkeit.
Handlungsbezogenheit	Im Lauf der weiteren Betreuung kann ich das mir gelieferte Modell als inneren Bezugsrahmen für Maßnahmen, Fortschritte und Ausblicke nutzen.

Dazu können die folgenden Patientenmaterialien eingesetzt werden:

- ▶ Arbeitsblatt 9: Ein Beispiel: Frau Wagner
- ▶ Arbeitsblatt 10: Analyse der eigenen Krise

Ein Beispiel: Frau Wagner

Einen Blick auf die eigene Lage werfen
Im Rahmen Ihrer mehr oder weniger langen Auszeit, je nach Ihren Möglichkeiten, haben sich innere Unruhe, Gefühlsstürme und »Gedankenkarussell« vielleicht ein bisschen beruhigt. Nun werden Sie in einem zweiten Schritt lernen, sich »über die Schulter zu schauen«, d. h. Ihre eigene Situation aus einer gewissen Distanz heraus zu betrachten. Wir haben oft erfahren, dass wir anderen ganz gut Ratschläge geben können, aber in eigenen Angelegenheiten oft geradezu ratlos sind. Das ist deshalb so, weil wir die Probleme anderer objektiver betrachten, ja geradezu analysieren können. Objektiv sein bedeutet zunächst einmal, dass wir weniger emotionsgeladen herangehen können. Wenn wir selber »drinstecken«, werden wir von allerlei Störungen bei Überlebensprozessen behindert. Wir haben unsere »blinden Flecken« und übersehen manche Aspekte, weil wir in unserem Denken und Beurteilen festgefahren sind. Selbstvorwürfe oder übermäßige Ansprüche engen uns ein und wir unterliegen einem Handlungsdrang, der nur Unruhe schafft. Oder wir bleiben an einem Detail kleben, kommen nicht weiter, sind schnell frustriert und geben auf.
Vorgehen. Da hilft nur der Versuch, erst einmal die eigene Lage wie aus der Vogelperspektive zu betrachten. Denn: Bevor man etwas verändern will, etwas abschaffen oder neu schaffen möchte, ist es unentbehrlich, das, worum es geht, erst einmal zu verstehen. Dabei bezieht sich Verstehen darauf, dass wir die Zusammenhänge zwischen unseren Reaktionen und bestimmten Ereignissen in unserem Leben begreifen. Wir müssen auch begreifen, warum wir in bestimmten Situationen so und nicht anders reagieren, denn wir tun dies ja auf dem Hintergrund unserer Gesamtpersönlichkeit und unserer Lebensgeschichte. Diese Arbeit wollen wir nun gemeinsam in Angriff nehmen. Zuerst wollen wir, anhand eines Beispiels, verdeutlichen, was gemeint ist.

Ein Beispiel: Frau Wagner
Frau Wagner, 56, fühlt sich seit ungefähr vier Wochen lustlos, entwickelt kaum Initiativen, um Neues auf die Beine zu stellen, ist gereizt und wird sehr schnell müde. Konzentration und Merkfähigkeit sind deutlich schlechter geworden. Ihr Schlaf ist gestört, sie hat kaum Appetit und fühlt sich schon vor dem Aufstehen wie gerädert. Manchmal verkriecht sie sich geradezu und weint auch einmal, »ohne Grund«, wie sie meint. Dann ist sie wieder ärgerlich, weiß aber nicht so recht auf wen, denn es hat ihr ja niemand etwas getan. Es läge nur an ihr, für ihren Mann und sich selbst ein schönes neues Leben aufzubauen. Er hat ja seinen Teil dazu beigetragen. Tatkräftig wie immer. Aber sie selbst ist ziemlich ratlos und enttäuscht von sich. Ihre Symptome erscheinen ihr geradezu als Symbole ihres Niedergangs.

Ein Beispiel: Frau Wagner

Erklärungen zu Frau Wagners Krise. Um ihre Krise besser zu verstehen, müssen wir erst einmal untersuchen, ob es in letzter Zeit, vor allem vor dem Ausbruch ihres Unwohlseins, wichtige Veränderungen in ihrem Leben gab (sog. kritische Lebensereignisse). Wir müssen vor allem prüfen, ob wir eventuelle Ereignisse mit der eben beschriebenen Befindlichkeit in einen psychologisch sinnvollen Zusammenhang bringen können.

In der Tat gab es zwei beträchtliche Veränderungen, die zwar mit ihrem Einverständnis, aber im Endeffekt von ihrem Mann beschlossen waren. Einmal hatte er das Unternehmen, einen Großhandel in der Lebensmittelbranche, aufgegeben. Dort hatten sie in den letzten Jahren zusammen praktisch sieben Tage in der Woche gearbeitet. Dabei war sowohl in geschäftlichen Dingen als auch privat der Mann derjenige, der den Ton angab. In Frau Wagners Augen galt er als unfehlbar, so dass sie kaum jemals sein Urteil in Frage stellte. Sie war stolz, ihn im Geschäft und durch ihre Haushaltsführung unterstützen zu dürfen und wurde, wie sie meinte, reichlich dafür entlohnt. Mit seiner Dankbarkeit und Anerkennung vor allem, aber auch mit materiellen Dingen wie Schmuck und schönen Kleidern. Der Bekanntenkreis des Paares war sehr eingeschränkt. Zu keinem Zeitpunkt verfügte Frau Wagner über so etwas wie eine Privatsphäre. Der Mann hatte auch beschlossen, ihr großes Haus zu verkaufen, das sie nach der Geschäftsaufgabe nicht mehr bräuchten und hatte eine Eigentumswohnung gekauft. Nun sollten beide ein sorgenfreies Leben führen können, meinte er, doch für Frau Wagner kam es erst einmal anders.

Konsequenzen der Veränderungen. Auf dem Hintergrund dieser Informationen über wichtige Lebensereignisse können wir Frau Wagners »Durchhängen« schon besser verstehen. Die bisherige Ordnung, in der sie sich durchaus wohl fühlte, war durch die Ereignisse beträchtlich gestört worden. Das hatte vor allem dazu geführt, dass die meisten ihrer Aktivitäten, die Arbeit in der Firma und im Haus, praktisch von einem Tag zum andern nicht mehr gefragt waren. Hobbys oder einen Eigenbereich, der hätte an ihre Stelle treten können, hatte sie nicht. Die neue Wohnung, die bald bezogen werden sollte, lehnte sie innerlich ab, weil sie dem Haus nachtrauerte, ohne es sich einzugestehen. So fühlte sie sich erst einmal leer und »unterfordert«.

Hinzu kommt ein anderer, ganz entscheidender Umstand. Die meiste Kommunikation mit ihrem Mann lief über betriebliche Angelegenheiten, da beide praktisch sieben Tage in der Woche im Dienst waren. Nun wussten beide plötzlich nicht mehr so recht, worüber sie reden sollten, und Frau Wagner hatte das Gefühl, zu nichts mehr nütze zu sein. Musste unter diesen Umständen ihr Mann sich nicht allmählich von ihr abwenden? Die Veränderungen im Leben von Frau Wagner würden die meisten Außenstehenden sicher nicht für Katastrophen halten, eher für das Gegenteil. Frau Wagner aber hat sie anders erlebt.

Ein Beispiel: Frau Wagner

Frau Wagners Lebensphilosophie. Noch besser verstehen wir ihre Reaktionen, wenn wir uns ein wenig mit ihrer Lebensphilosophie beschäftigen. Sie hat in jungen Jahren von ihrem Vater »Glaubensbekenntnisse« übernommen, die auch noch laufend vom Ehemann verstärkt werden. Es sind Sätze wie:

- Im Leben zählt nur Selbstdisziplin und Leistung.
- Wer keine Leistung bringt, ist schwach und ein Versager.
- Nur keine Zeit verplempern, stets etwas Nützliches tun.
- Man muss mit allem immer wieder allein fertig werden.

Solche Sätze sind sicherlich dazu angetan, jemandem in guten Zeiten das Gefühl zu geben, auf der richtigen Seite des Lebens zu stehen und so sein Selbstvertrauen zu stärken. Aber in schwierigen Zeiten erweisen sie sich überhaupt nicht mehr als hilfreich. Wenn nicht alles hundertprozentig läuft, legen sie keinen verständnisvollen Umgang mit der eigenen Person nahe, im Gegenteil, sie verleiten dazu, sich in den Rücken zu fallen, sich klein zu machen und auf diese Weise die eigene innere Not noch zu vergrößern. Durch die Kenntnis ihrer Einstellung zum Leben verstehen wir Frau Wagners Reaktionen noch besser.

Mangelhaftes soziales Netz. Ein anderer wunder Punkt in ihrem bisherigen Leben ist die geringe Dichte an Freunden und Bekannten. Sie hat ja die meiste Zeit mit ihrem Mann verbracht und die wenigen gemeinsamen Bekannten stammten aus der Geschäftswelt. Zu denen gab es nun auch keine Kontakte mehr und Frau Wagner fühlte sich praktisch von einem Tag zum anderen vereinsamt und wie sozial isoliert.

Doch wir wollen nicht nur die Eigenarten von Menschen kennenlernen, die Schwachpunkte bilden, sondern vor allem auch die Stärken, die sie einsetzen können, um sich aus schwierigen Lagen zu befreien. Bei Frau Wagner waren das eine große Selbstdisziplin und Hartnäckigkeit, wenn es darum ging, Ziele zu verfolgen, die ihr etwas wert waren. Dann ihr Organisationstalent und ihre Kenntnisse, was geschäftliche Dinge anbelangte. Daneben ihre gute Menschenkenntnis, ihr gepflegtes gutes Aussehen und eine Menge Fertigkeiten in zwischenmenschlichen Situationen. Schließlich dann doch ihre gute Beziehung zu ihrem Mann, von der sie letztlich überzeugt war, dass sie auch schwierige Zeiten überstehen würde.

Ein Beispiel: Frau Wagner

Zusammenfassung. Die Ursachen der Krise von Frau Wagner können nun noch einmal im Überblick zusammengefasst werden.

Auslösende Ereignisse:

....

....

....

....

Lebensphilosophie:

....

....

....

....

Soziale Situation:

....

....

....

....

Stärken und Ressourcen zur Überwindung der Krise:

....

....

....

....

Analyse der eigenen Krise

Wir wollen im Folgenden die Informationen zusammentragen, die Sie benötigen, um Ihre Krise zu verstehen. Sie betreffen bisherige kritische Lebensereignisse und deren negative Auswirkungen, aber auch Ihre Stärken und Ressourcen bei der Bewältigung.

Lebensereignisse
Haben vor Ausbruch der Krise kritische Lebensereignisse oder Entwicklungen stattgefunden? Wenn ja, welche?

....

....

....

Wie hat sich jedes dieser Ereignisse auf mich ausgewirkt?

Ereignis 1
Eher im Sinne
- ☐ eines Verlustes
- ☐ einer Bedrohung
- ☐ einer Kränkung
- ☐ von vermehrtem Streit und Auseinandersetzungen
- ☐ von vermehrten Anforderungen
- ☐ von Zukunftsunsicherheit
- ☐ von eigenem Versagen
- ☐ oder im Sinne von ....

Ereignis 2
Eher im Sinne
- ☐ eines Verlustes
- ☐ einer Bedrohung
- ☐ einer Kränkung
- ☐ von vermehrtem Streit und Auseinandersetzungen
- ☐ von vermehrten Anforderungen
- ☐ von Zukunftsunsicherheit
- ☐ von eigenem Versagen
- ☐ oder im Sinne von ....
- ☐ usw.

Analyse der eigenen Krise

Negative Auswirkungen

Gibt es Umstände in meinem Leben, die die negative Wirkung der Ereignisse verstärkt haben, wie z. B. wenig Freunde oder Bekannte, labile Gesundheit, finanzieller Engpass, sonstige Stressfaktoren usw.?

....

....

....

Gibt es Eigenschaften, Einstellungen oder Haltungen bei mir, die die negative Wirkung dieser Ereignisse verstärkt haben, z. B. Schwarzseherei, Ängstlichkeit, Perfektionismus, Leistungsorientiertheit, überhöhte Abhängigkeit von der Anerkennung anderer, erhöhtes Sicherheitsbedürfnis usw.?

....

....

....

Stärken und Ressourcen

Über welche Stärken und Ressourcen verfüge ich, die mich stärken, mir Mut machen und mir ein Gefühl von Sicherheit geben?

Charakterzüge: ....

....

Fertigkeiten: ....

....

Erfahrungen: ....

....

positive Beziehungen zu anderen Personen: ....

....

Jugend: ....

....

Analyse der eigenen Krise

gute Gesundheit: ....

....

finanzielle Sicherheit: ....

....

besondere Erfahrungen: ....

....

Hobbys, Interessen: ....

....

religiöse oder weltanschauliche Momente: ....

....

Fazit

Erste Analyse meiner aktuellen Krise:

....

....

....

Ich befinde mich in einer Krise, weil

....

....

....

Um sie zu überwinden, kann ich Folgendes einsetzen:

....

....

....

....

4 Modul 3: Die aktuelle Lage realistisch einschätzen

4.1 Einleitung für Therapeuten

Ausgangslage

Das bei Menschen mit Anpassungsstörungen häufig beobachtete Kreisen der Gedanken um die eigenen Gefühle, um die eigene Person und um die persönliche Bedeutung der entstandenen Schwierigkeiten hat eine Reihe negativer Konsequenzen.

- Es verdüstert die Stimmung und verschärft die dysphorische Gefühlslage.
- Es aktiviert negative Assoziationen und Gedächtnisinhalte. Dadurch verfinstert sich der Blick auf das eigene Leben immer mehr.
- Es entsteht eine Tendenz zur Übergeneralisierung eigener Misserfolge, Versäumnisse und Fehler (»Alles ist schief gegangen, *alles* ist *immer* schief gegangen.«) In anderen Fällen richtet sich der Blick unentwegt auf die vermuteten Ungerechtigkeiten, die einem widerfahren sind. Man erlebt sich als hilflos in einer Welt, die nur darauf aus ist, einen »fertig zu machen«.
- Auf die Art verändert sich das Selbstbild in das eines Verlierers, eines Versagers oder eines Opfers, von dem, aufgrund seiner fundamentalen Unfähigkeit, auch in Zukunft nichts Gutes zu erwarten ist. Eine solche negative Sichtweise der eigenen Person führt zur Bildung »kontrafaktischer« Emotionen wie Bedauern, Enttäuschung und Reue (Kahnemann & Miller, 1986). Sie entstehen durch den gedachten Kontrast zwischen der eigenen aktuellen Lage und möglichen günstigeren Alternativen, die deutlich vor Augen stehen: »Durch mein stures Verhalten meiner Partnerin gegenüber habe ich die Trennung geradezu herbeigeführt. Hätte ich die Chance eines Neubeginns, den sie mir angeboten hat, doch ergriffen, dann wären wir jetzt in der Toskana und säßen gemeinsam in der Sonne.« Oder »Warum habe ich mich nicht strenger an meine Diät gehalten? Jetzt hat mir der Arzt die Quittung präsentiert. Ich könnte mich ohrfeigen.«

Eine solche negative Haltung ist dem Aufbau eines Gefühls von Kontrolle und Selbstwirksamkeit nicht förderlich. Dabei sind beide zentrale Bedingungen des Lebensmanagements. Sie haben einen großen Einfluss darauf, wie Menschen ihre Entwicklung erleben, ihre Zukunft planen, für ihre Realisierung kämpfen und mit dabei auftretenden Schwierigkeiten umgehen.

4.2 Veränderungsziele und Patientenmaterial

Hauptziel der therapeutischen Maßnahmen ist eine ausgewogene Einschätzung der wirklichen aktuellen Lebenslage jenseits von Bagatellisierung einerseits und von übergeneralisierendem Katastrophisieren andererseits. Dazu gehört, dass die eigene Verantwortlichkeit für die Entstehung der Dinge zwar wahrgenommen, aber nicht im Sinne einer Alleinschuld überzogen wird. Durch eine Beruhigung der affektiven Lage und eine Entzerrung der kognitiven Bewertung sollen die motivationalen Bedingungen für eine handlungsorientierte Herangehensweise an die Lebenssituation verbessert werden.

Vorgehen. Wir wollen den Patienten dabei helfen, ihre aktuelle Lage differenziert zu betrachten und dadurch Verallgemeinerungen im Negativen sowie falschen Ursachenzuschreibungen und Alles-oder-Nichts-Denken entgegenzuwirken. Die eigene Situation ist nicht durchweg schlecht und irreparabel, es bleiben intakte Bereiche, auf die aufgebaut werden kann. Die Erfahrungen, die aktuell gemacht werden, sind auszuwerten, und später Schritt für Schritt in die Tat umzusetzen.

Sozialer Vergleich

Wie wir uns und unsere Lebenslage beurteilen, hängt sehr stark davon ab, welche Vergleichsmaßstäbe uns zur Verfügung stehen. Vergleiche können sich auf andere Menschen richten, aber auch auf das eigene Selbst, z. B. darauf, wie es sich in der Vergangenheit dargestellt hat (bei so genannten »ipsativen« Vergleichen). Festinger (1954) hat die Bedeutung sozialer Vergleiche darin gesehen, dass sie Prozesse der Selbsteinschätzung und der intentionalen Selbstentwicklung in Gang setzen. Sie können grundsätzlich in zwei Richtungen erfolgen: Beim »Aufwärtsvergleich« vergleichen wir uns mit Menschen, die uns in positiven, wünschenswerten Aspekten übertreffen. Sie wirken sich dann motivierend aus, wenn wir über Handlungspläne verfügen, um so zu werden wie die Vergleichspersonen. Beim »Abwärtsvergleich« vergleichen wir uns mit anderen Menschen, von denen wir uns positiv abheben. Sie können dazu dienen, negative Aspekte unserer Lage zu relativieren und unser Selbstwertgefühl zu stärken.

Vorgehen. Wir wollen unsere Patienten zu Vergleichen anleiten, um ihre negativen Wertungen und Katastrophenfantasien durch entlastendes Denken zu relativieren. Zusammen mit dem Verzicht auf nicht mehr erreichbare Ziele respektive dem Ersetzen durch noch mögliche vermag die systematische Lenkung auf entlastende und ermutigende Momente die Anpassung an die neue Lebenslage erleichtern und zu einer allmählichen emotionalen »Abrüstung« führen.

Brickman und Campbell (1971) haben das Phänomen beschrieben, dass subjektives Wohlbefinden bei unerwünschten Ereignissen nach einem kurzen Ausschlagen ins Negative dazu tendiert, sich wieder auf ein mittleres oder neutrales Grundniveau einzupegeln. (Das Ganze gilt übrigens auch in umgekehrter Richtung bei positiven Ereignissen.) Schon Schopenhauer hatte festgestellt: »Die Erfahrung lehrt auch, dass, wenn ein großes Unglück, bei dessen bloßem Gedanken wir schauderten, nun wirklich eingetreten ist, dennoch unsere Stimmung, sobald wir den ersten Schmerz überstanden haben, im Ganzen ziemlich unverändert dasteht …« (Schopenhauer, 1988, S. 111). Dieses Phänomen ist sicherlich auch darauf zurückzuführen, dass die eigene Lage nach dem ersten großen Schock und anschließendem Schmerz differenzierter betrachtet und durch Vergleiche relativiert wird. Dabei wollen wir Patienten in diesem Teil helfen. Wir stellen dafür folgendes Patientenmaterial zur Verfügung:

- Arbeitsblatt 11: Die Vergangenheit angemessen beurteilen
- Arbeitsblatt 12: Die Bedeutung der aktuellen Krise angemessen einschätzen

Die Vergangenheit angemessen beurteilen

Obwohl es in Ihrem Leben Entwicklungen gegeben hat, die zu der jetzigen misslichen Lage geführt haben, sollten Sie nicht den Fehler machen, alles in Bausch und Bogen zu verurteilen. Gerade jetzt ist es wichtig, einen kühlen Kopf zu bewahren, um nicht Gefahr zu laufen, das Kind mit dem Bade auszuschütten. Bevor Sie sich der Zukunft zuwenden, werden Sie deshalb noch einmal die letzte Zeit ansehen, dabei Gutes und weniger Gutes unterscheiden und die Spreu vom Weizen trennen.

Bei der Wirklichkeit bleiben: zu vermeidende Fallen

Nicht immer, wenn wir die Wirklichkeit wahrnehmen, gelingt es uns, ein Mindestmaß an Objektivität dabei zu bewahren. Wir schaffen es vor allem oft dann nicht, wenn wir unter dem Einfluss starker Emotionen unsere eigene Situation einschätzen wollen. Sehr häufig machen wir die Erfahrung, dass wir sehr wohl klarsichtig und akkurat die Lage anderer Menschen analysieren und bewerten. Wenn es aber um uns selber geht, scheint unser Blick oft so getrübt und unser Urteil so verzerrt, dass uns kaum mehr eine einigermaßen objektive Beurteilung gelingt. Besonders unter dem Einfluss starker Gefühle neigen wir dazu, eine Reihe charakteristischer Beurteilungsfehler zu machen. Die wichtigsten sind:

Verallgemeinerungen im Negativen. Stehen wir z. B. unter dem Einfluss eines persönlichen Misserfolges, so kann es passieren, dass in uns die Meinung entsteht: *Alles,* was ich in letzter Zeit angepackt habe, ist mir misslungen. Es ist unmittelbar einsichtig, dass ich mich ganz anders fühle, je nachdem ob ich feststelle: »Eines meiner Projekte ist fehlgeschlagen« oder ob ich der Auffassung bin: »Alles, was ich in letzter Zeit versucht habe, ist danebengegangen«. Aber die pessimistische Verformung der Wirklichkeit zu meinen Ungunsten kann an der Stelle noch weiter gehen. Statt »Alles, was ich in letzter Zeit angepackt habe, ging daneben«, kann ich zu einer noch extremeren Beurteilung gelangen: »In meinem ganzen Leben ist *nichts* von alledem, was ich versucht habe, gelungen«. Wenn ich so denke und fühle, dann bin ich nicht mehr weit davon entfernt, meine ganze Existenz als ein einziges Trümmerfeld anzusehen und mich selber als Gescheiterten und als Versager. Finden in wichtigen Bereichen so weitreichende negative Verallgemeinerungen statt, z. B. bei endlosen Grübeleien, so wird ein »Kippen« der Stimmung, ein Hinabgleiten in die Depression immer wahrscheinlicher.

Falsche Ursachenzuschreibungen. Viele Menschen, die sich in einem emotionalen Ausnahmezustand befinden, neigen dazu, einen *Schuldigen* zu suchen, der für die ganze Misere, in der sie sich befinden, verantwortlich gemacht werden kann. Solche pauschalen »Verurteilungen« stellen meist recht grobe Vereinfachungen dar, weil die Wirklichkeit weit komplexer ist, als es in solchen einfachen Erklärungen zum Ausdruck kommt. So neigen manche Menschen dazu, sich ganz schnell als den alleinigen Verursacher bestimmter Ereignisse zu sehen. Sie geben sich dann die alleinige Schuld dafür und stellen sich als komplette Versager selbst an den Pranger. Es handelt sich dabei meist um Menschen mit einem hohen Pflichtgefühl, mit stark ausgeprägten moralischen Normen und mit einem starken Sinn für Verantwortung. So mag eine Mutter davon überzeugt sein, dass das Versagen ihres Sohnes bei schulischen Leistungen einzig und allein auf ihre Unfähigkeit zurückzuführen ist, und daraus den Schluss ableiten, letztlich habe sie als Mutter versagt. Sie übersieht nur dabei, dass auch der Sohn eine wichtige Verantwortung für sein eigenes Verhalten trägt. Daneben hängt vieles von den Lehrern und vom Schulsystem ab und zum Schluss gibt es ja auch noch einen Vater. Für diese Fälle gilt wiederum: Häufen sich solche gravierenden Fehleinschätzungen, so können sie sich langfristig auswirken, vor allem auf die Stimmung und auf die Selbsteinschätzung.

Aber es gibt auch falsche Ursachenzuschreibungen im anderen Extrem. Dann tendieren wir dazu, einzig und allein andere oder die Umstände für unsere Probleme verantwortlich zu machen. Auch diese Tendenz kann, wenn sie zum alleinigen Trend wird, gefährliche Auswirkungen haben. Oft sind die Menschen, die dazu neigen, sich der Existenz gravierender Probleme bewusst. Die Ursache dafür sehen sie aber grundsätzlich in Faktoren, die außerhalb ihrer Kontrolle stehen. Ein Beispiel: Herr Wurbs, der oftmals viel zu viel trank, machte der Reihe nach und je nach den Umständen Folgendes dafür verantwortlich: Die Magengeschwüre des Chefs, die ihn zu zwanghaft pingeligen Kontrollen seiner Arbeit reizten, das unzumutbare Klima in dieser Stadt, die unverantwortliche Alkoholwerbung, die miserablen Leistungen seines Sohnes in Mathe, die ständigen Nörgeleien von dessen Mutter und schließlich das unvorteilhafte Erbgut seines Großvaters väterlicherseits.

Diese Menschen erwarten die Lösung ihrer Probleme durch Ereignisse, die typischerweise nicht durch eigene Anstrengungen, sondern von außerhalb herbeigeführt werden, wenn sie denn überhaupt damit rechnen.

Alles-oder-Nichts-Haltung. Dabei handelt es sich um ein Denken und – als Ergebnis davon – um eine Einstellung dem Leben gegenüber, die nur Extreme gelten lassen. Eine Arbeit ist hundertprozentig perfekt oder total misslungen, ein Urlaubsort ist das reinste Paradies oder eine unzumutbare Kloake, ein Mensch verhält sich in jeder nur erdenklichen Situation mir gegenüber so, wie ich es erwarte, oder er ist ein Rüpel, der für mich völlig unzumutbar ist. Aus diesem Denken folgen Einschätzungen, die jegliche Zwischentöne vermissen lassen, und ein Handeln, das der Komplexität und Vielschichtigkeit der meisten Lebenssituationen nicht gerecht wird.

Bei der Wirklichkeit bleiben: Bleiben Sie möglichst objektiv, trotz Ihrer Krise

Wenden Sie sich doch einmal der letzten Zeit zu, um sich ein möglichst objektives Bild davon zu machen. Dass einiges schiefgelaufen ist, wissen wir schon, aber wir sollten uns nicht einseitig darauf fixieren.

Die Vergangenheit angemessen beurteilen

Was ist in letzter Zeit in meinem Leben *positiv* verlaufen:

....

....

....

Welche angenehmen Ereignisse und Entwicklungen haben stattgefunden?

....

....

....

Was habe ich in letzter Zeit gelernt, welche Erfahrungen habe ich gemacht?

....

....

....

Was habe ich in letzter Zeit gut gemacht?

....

....

....

Wobei habe ich in letzter Zeit Fehler gemacht, die ich mir merken muss, um sie nicht zu wiederholen?

....

....

....

Was kann ich aus meinen Fehlern Neues und für mich Nützliches lernen?

....

....

....

Die Vergangenheit angemessen beurteilen

Wie war meine Beziehung zu bestimmten wichtigen Personen in letzter Zeit?

Person 1: ....

positiv fand ich ....

....

....

negativ fand ich ....

....

....

Person 2: ....

positiv fand ich ....

....

....

negativ fand ich ....

....

....

Person 3: ....

positiv fand ich ....

....

....

negativ fand ich ....

....

....

Welche Eigenschaften und Verhaltensweisen, die in letzter Zeit bei mir eine Rolle gespielt haben, möchte ich unbedingt behalten und ausbauen?

....

....

Die Bedeutung der aktuellen Krise angemessen einschätzen

Alte Rechnungen
In einer krisenhaften Situation ist immer wieder die Gefahr gegeben, dass, neben der inneren Beschäftigung mit den krisenauslösenden Momenten, alles Mögliche andere »hochkommt«, das nicht unmittelbar damit zu tun hat. Wenn man aktuell schlechte Erfahrungen mit einem Menschen gemacht und sich dabei maßlos über ihn geärgert hat, so kann der Ärger leicht »überspringen«. In einer ständig gereizten Stimmung fangen Sie dann an, sich über alles Mögliche aufzuregen: Über die rücksichtslosen Autofahrer und Hundebesitzer, über die Kollegin gegenüber, die wieder so ironisch lächelt, und über die Kinder, die wieder zu spät nach Hause kommen. Sie fangen dann an, besonders neidisch zu werden auf die ehemalige Freundin, die alle um den Finger wickelt und der man jeden Wunsch von den Lippen abliest, weil niemand ihre abgrundtiefe Falschheit durchschaut. Oder Sie fangen an, innerlich lange Listen anzulegen von Menschen, die Sie ungerecht behandelt haben, oder von Situationen, wo Sie voller guter Absichten waren und man Ihnen nur Übles unterstellt hat. Wenn Sie nicht versuchen, solche Entgleisungen unter Kontrolle zu halten, breiten sich negative Gefühle, wie Enttäuschung, Neid, Ärger oder gar Verbitterung, wie ein Buschfeuer aus. Sie geben ihm ständig Nahrung, indem Sie in der Vergangenheit wie in der Gegenwart etwas suchen, das es immer wieder aufs Neue entfachen kann. Dadurch behindern Sie sich bloß bei Ihren wichtigen Zielen.
Vorgehen. Wenn Sie sich bei diesem Verhalten ertappen, dann gehen Sie energisch vor und sagen Sie sich innerlich ganz fest: »Stopp! Halt! Nicht schon wieder! Das ist nicht das Thema. Ich habe genug mit meinen jetzigen Sorgen und Problemen zu tun.« Wenn Sie auf diese Art entschlossen vorgehen, werden Sie nach einiger Zeit merken, dass es immer besser funktioniert. Auf die Art können Sie sich den Kopf weitgehend freihalten von irrelevanten und Unruhe stiftenden Störgedanken.

Die Bedeutung der Krise relativieren
Der Mensch in der Krise neigt dazu, aktuelle Situationen, im Vergleich zu anderen Episoden seines Lebens, für außerordentlich wichtig, ja für das Wichtigste überhaupt zu halten. Er übersieht dabei, dass Krisen jeglicher Art ein integraler Bestandteil des Lebens sind: Die jetzige Krise ist nicht die erste und wird mit großer Wahrscheinlichkeit auch nicht die letzte sein. Ohne die Dinge im Geringsten bagatellisieren oder verdrängen zu wollen, ist es dennoch hilfreich, die Bedeutung der aktuellen Lage zu relativieren und sie damit in einem ersten Schritt etwas zu entdramatisieren. Dazu können folgende Überlegungen beitragen:

Die Bedeutung der aktuellen Krise angemessen einschätzen

Welche meiner Lebensbereiche sind intakt und überhaupt nicht von der Krise betroffen?

....

....

....

Welche Krisen gab es schon in meinem Leben?

....

....

....

Von welchen Krisen anderer Personen in der Gegenwart und in der Vergangenheit habe ich Kenntnis?

....

....

....

Die jetzige Krise ist nicht die Essenz Ihres ganzen Lebens. Machen Sie doch folgende Übung: Lehnen Sie sich bequem in einem Sessel zurück, schließen Sie die Augen und schalten Sie erst einmal ein paar Minuten ab. Dann gehen Sie langsam in Ihrer Erinnerung die wichtigsten Stationen Ihres Lebens durch. Sie stellen sich Ihren Heimatort vor und die Wohnung, in der Sie als Kind die meiste Zeit verbracht haben. Dann aktivieren Sie Erinnerungen an Eltern, Geschwister, die Schule, erste Freunde und Freundinnen, und so machen Sie weiter, bis hin zu dem Moment, an dem Ihre aktuellen Schwierigkeiten begonnen haben. Versuchen Sie, dabei nicht nur zu »denken«. Es ist wichtig, dass Sie ein möglichst lebendiges und deutliches Bild einiger Situationen bekommen. Versuchen Sie, auch Gefühle zu reaktivieren, die für bestimmte Szenen typisch waren. Auf diese Art werden Sie merken, wie ereignisreich und vielschichtig Ihr Leben doch war und noch immer ist. Auch wenn Sie heute dazu neigen, es auf Ihre aktuelle Lage zu reduzieren.

Die jetzige Krise ist nicht die erste, die Sie erlebt und überwunden haben. Werten Sie Ihr bisheriges Leben, wie Sie es eben rekonstruiert haben, unter folgenden Aspekten aus:

Wann gab es für mich Situationen oder Zeitpunkte, die mir ähnliche Schwierigkeiten bereitet haben, wie ich sie heute erlebe?

Die Bedeutung der aktuellen Krise angemessen einschätzen

Kindheit:

....

Jugend:

....

Erwachsenenalter:

....

Was waren die Anlässe, wie war mir zumute, wie ist die schwierige Zeit verlaufen? Vor allem: Wie bin ich herausgekommen?

Kindheit:

....

....

Jugend:

....

....

Erwachsenenalter:

....

....

Welche Eigenschaften, Fähigkeiten und Fertigkeiten habe ich dabei eingesetzt?

....

....

....

Welche Hilfen habe ich dabei erfahren?

....

....

....

Die Bedeutung der aktuellen Krise angemessen einschätzen

Schwierige Situationen oder Schicksalsschläge treffen alle Menschen. Vergegenwärtigen Sie sich wichtige Menschen aus Ihrem Leben und denken Sie darüber nach, welche Krisen sie durchlebt haben oder aktuell noch durchleben.

Wie haben sie es geschafft? Können Sie sich an dem einen oder anderen ein Beispiel nehmen und etwas daraus lernen?

....

....

....

Fazit: Leben trotz der Krise. Das Ergebnis Ihrer Überlegungen sollte nicht sein, dass die Erde ein einziges Jammertal ist, sondern dass schwierige Situationen ein integraler Bestandteil des menschlichen Lebens sind. Auch jetzt, trotz aller Probleme ist es nicht so, dass »alles« zusammengebrochen ist oder zusammenzubrechen droht, obwohl Ihre Stimmung Sie das manchmal fälschlicherweise glauben machen will. In bestimmten Bereichen gibt es Enttäuschungen und Probleme, in anderen entwickeln sich Ihre Angelegenheiten recht gut.

Womit ich momentan recht zufrieden bin:

....

....

....

Wie stehen Sie denn eigentlich jetzt zu sich selbst?

....

....

....

Die folgenden Fragen erlauben Ihnen abzuschätzen, inwieweit Sie sich trotz Ihrer Sorgen selbst akzeptieren und wie sehr Sie sich den Rücken stärken, um in der Zukunft wieder aktiv zu werden.

Die Bedeutung der aktuellen Krise angemessen einschätzen

	stimmt	stimmt nicht
Ich stelle mich als Person nicht grundlegend in Frage.		
Ich werde nicht von Minderwertigkeitsgefühlen geplagt.		
Ich bin nicht scheu und befangen, wenn ich mit anderen zusammen bin.		
Ich habe keine Angst davor, neue Leute kennenzulernen, weil ich das Gefühl habe, etwas wert zu sein.		
Auch ich habe Fähigkeiten und Fertigkeiten.		
Jedem geht mal etwas daneben, auch ich bilde da keine Ausnahme.		
Ich bin ein Mensch, keine Maschine.		

Wenn Sie viele dieser Sätze bejaht haben, zeigt das, dass Ihre Selbstakzeptierung in Ordnung ist oder sich zumindest in die richtige Richtung entwickelt. Stellen Sie sich dazu auch diese Fragen als Fazit: Ist Ihr bisheriges Leben eine einzige Aneinanderreihung von Katastrophen? Schwierigkeiten gab es viele, aber ist es Ihnen nicht gelungen, sie einigermaßen zu bestehen? Gab es daneben nicht auch viel Erfreuliches und manche Erfolge? Ist Ihre jetzige Situation wirklich so aussichtslos und ist Ihre Lage hoffnungslos?

Wichtig

Hadern Sie nicht ständig mit der Vergangenheit, schließen Sie, so gut es geht, damit Frieden. Es geht nicht immer alles glatt, so etwas gibt es nun einmal im Leben. So ist das.

Es ist natürlich, dass Sie unter dem Einfluss der krisenbedingten negativen Stimmung Ihre Aufmerksamkeit zunächst röhrenförmig auf Negatives in Ihrer Innenwelt und der Außenwelt richten. Bei einer zunehmend differenzierten Betrachtung und Klärung können Sie Ihren verengten Blickwinkel weiter und weicher stellen und zunehmend eine realistische und selbstförderliche Sichtweise einnehmen, die Ihr Bewältigungsverhalten fördert.

5 Modul 4: Mit Überholtem aufräumen: außen

5.1 Einleitung für Therapeuten

Ausgangslage

Jede seelische Krise ist auch unter dem Aspekt eines gestörten Kräfteverhältnisses« zu sehen. Oft gehen ihr Veränderungen voraus, die zweierlei bedeuten können. Einmal sind häufig Ereignisse erfolgt, die wir als Verlust von positiven Kraftquellen« interpretieren können. Jemand, mit dem wir viele schöne Stunden verbracht haben und der uns emotional auch öfter gestützt hat, hat z. B. unser Leben verlassen. In einem solchen Fall haben wir es, bezogen auf unsere Kräfte, mit »verminderten Einnahmen« zu tun. Andere Ereignisse, die an der Entstehung einer Krise beteiligt sind, können wir am besten als »vermehrten Stress« interpretieren. So mag es z. B. häufiger Streitigkeiten in einer Partnerschaft geben oder neue beträchtliche berufliche Belastungen« durch Veränderungen am Arbeitsplatz. Solche Situationen sind sehr »kostspielig« in dem Sinne, dass wir sehr viel Mühe und Anstrengungen investieren müssen, um sie einigermaßen unter Kontrolle zu halten. Dabei kann es sich um »Arbeit« im engeren Sinne, aber auch um Sorgen, Ängste und Grübeleien handeln, die sehr viel psychische Energie verschlingen. In diesem zweiten Fall haben wir es, bezogen auf unsere Kräfte, mit »vermehrten« Ausgaben zu tun. Sinken die Einnahmen zu stark und steigen die Ausgaben auch noch dabei, so kann schließlich die Bilanz unserer Kräfte« dermaßen gestört sein, dass es zu einem inneren »Alarmsignal«, zu einer emotionalen Krise kommt. Dann müssen wir handeln.

5.2 Veränderungsziele und Patientenmaterial

Bevor wir unseren Patienten dabei helfen, sich der Zukunft zuzuwenden, wollen wir sie dazu bringen, Energie und Kräfte« einzusparen an Stellen, an denen sie festsitzen. Diese Energie können sie dann später gewinnbringend an Stellen investieren, wo sie erfolgversprechend eingesetzt werden können. Wir werden dabei wieder mit einfacheren Dingen anfangen und dann zu komplexeren fortschreiten. Die Motivation der Patienten, mit relativ einfachen Dingen zu beginnen und eine erste Ordnung in ihrem Leben zu schaffen, um Blockaden« zu lösen und energiefressende Situationen aufzulösen, ist oft am Anfang relativ schwach ausgeprägt. Sie neigen dazu, solche Dinge zu vermeiden und vor ihnen zu flüchten. Es fehlt ihnen auch an Mut und Selbstwirksamkeitsgefühl, um solche Aufgaben anzugehen.

Wirkung einfacher Maßnahmen. Die Anleitung zu einem kleinen Experiment mag Ihnen verdeutlichen, worum es geht und den möglichen Nutzen einfacher Maßnahmen herausstellen. Wir bitten Sie, sich einmal in eine unordentliche Ecke ihrer Wohnung zu begeben, sich vor den unaufgeräumten Schreibtisch zu setzen oder sich in einem völlig chaotischen Keller niederzulassen und dort eine Zeitlang zu bleiben und die Eindrücke auf sich wirken zu lassen.

- Wie geht es Ihnen nach einiger Zeit?
- Welche Stimmungen kommen in Ihnen auf?
- Spüren Sie eher Druck, Unruhe oder Gleichmut und Entspannung?
- Registrieren Sie die Tendenz, sich so schnell wie möglich aus der Situation zu entfernen oder lädt sie Sie zum Verweilen ein?
- Spüren Sie so etwas wie ein Bedürfnis, endlich Ordnung zu schaffen?

Als Kontrast dazu können Sie sich in eine Lieblingsecke Ihrer Wohnung, Ihres Gartens oder an eine andere Stelle begeben, wo Sie die Dinge nach Ihren Vorstellungen und Vorlieben »aufgeräumt« vorfinden. Fühlen Sie sich hier freier, offener, ruhiger, energiegeladener und auch handlungsbereiter?

Das Ziel der nächsten Maßnahmen ist es also, mehr Ruhe, Ordnung und Wohlbefinden im Leben der Patienten herzustellen. Vor allem aber geht es darum, »Energiesparmaßnahmen« einzuleiten, Blockaden aufzulösen, das Freiheitserlebnis zu erhöhen und den äußeren Handlungsspielraum zu erweitern. Unter diesem »äußerlichen Aufräumen« verstehen wir in diesem Stadium noch nicht immer gravierende, einschneidende Lebensveränderungen, sondern eine gestaffelte Reihe von Maßnahmen, die zu deutlichen Erleichterungen und zum Nachlassen von Druck führen. Wir schlagen im Einzelnen folgende Maßnahmen vor:

- Arbeitsblatt 13: Unerledigtes
- Arbeitsblatt 14: Überwinden Sie eventuelle Lebensblockaden
- Arbeitsblatt 15: Ermüdende Menschen

Unerledigtes

Es gibt Sachen, Kleinigkeiten auf den ersten Blick, die sich als große Energiefresser entpuppen, wenn wir ihrer Auswirkung auf uns genauer nachspüren. Was ist damit gemeint? Es geht um Unerledigtes jeglicher Art. Was das bedeutet, wollen wir anhand eines Beispiels des großen französischen Psychologen Pierre Janet (Hoffmann, 1998) aufzeigen. Er schreibt: »Ich habe einen unangenehmen Brief erhalten, der eine heikle und schwierige Antwort erforderlich macht. Ich lasse mir meine Antwort durch den Kopf gehen, und in meiner Vorstellung ist sie fast fertig. Aber ich habe nicht den Mut, sie gleich zu Papier zu bringen, und so lasse ich den Brief auf meinem Schreibtisch liegen. Von dem Moment an ist es mir unmöglich, mich an meinen Schreibtisch zu setzen, daran vorbeizugehen oder sogar das Zimmer zu betreten, ohne diesen Brief wahrzunehmen, seine Gegenwart zu spüren und hundertmal wieder damit anzufangen, an meiner Antwort herumzubasteln. Gleich zu Beginn hätte ich den Brief in zehn Minuten geschrieben. Wenn ich all die Zeit zusammenzähle, die ich damit verschwendet habe, in der Vorstellung meine Antwort zustandezubringen, wenn ich alle meine gescheiterten Versuche und alle Emotionen, die damit einhergingen, addiere, so kommen Stunde um Stunde einer äußerst mühseligen Arbeit zusammen. Es ist daher nicht weiter verwunderlich, dass ich nach einigen Tagen völlig erschöpft bin aufgrund dieses verdammten Briefes, den ich nicht gleich geschrieben habe.«

Der Kräfteverschleiß, den solche vermeintliche Kleinigkeiten verursachen, kann riesengroß sein. Ein unangenehmes Telefonat ist nicht geführt worden, mehrere Belege, die notwendig sind, um die Steuererklärung abzuschließen, müssen aus Papierbergen herausgesucht werden, ein kleines Wort in einer bestimmten Angelegenheit ist noch nicht gesprochen worden, ein Zimmer ist nicht aufgeräumt – und diese Dinge erweisen sich als innere Brandherde, die immer wieder unseren so kostbaren Sauerstoff unnütz aufbrauchen. Überholt sind solche Angelegenheiten deshalb, weil sie uns eigentlich nicht mehr beschäftigen sollten – aber nur dann, wenn wir sie zur rechten Zeit erledigt hätten. Das müssen wir nun nachholen. Ich schlage Ihnen folgende Vorgehensweise vor:

Machen Sie als Erstes eine Liste von Dingen, bei denen Sie erleichtert wären, wenn Sie sie »vom Tisch« hätten.

....

....

....

Unerledigtes

Setzen Sie Prioritäten. Sie können nicht alles auf einmal angehen. Es gibt zwei wichtige Gesichtspunkte, nach denen Sie die einzelnen Punkte Ihrer Liste beurteilen sollten:

- **Die Dringlichkeit:** Die Angelegenheit ist »eher dringlich« oder »nicht so dringlich«.
- **Der Schwierigkeitsgrad:** Er ergibt sich bei den aufgelisteten Angelegenheiten z. B. aus der Menge der zu investierenden Mühe, daraus, ob Vorbereitungen getroffen werden müssen oder nicht, ob andere Personen mitwirken müssen oder nicht, und dergleichen. Stufen Sie die einzelnen Punkte ein nach »eher einfach« oder »eher schwierig«.

Je nach den Einstufungen, die Sie vorgenommen haben, können Sie nun die Prioritäten abschätzen, d. h. Sie bestimmen die Angelegenheiten, die Sie als Erstes angehen und erledigen wollen. Am günstigsten ist es, wenn Sie anfangen mit solchen, die dringlich, aber auch eher einfach sind. Komplizierte Angelegenheiten verlangen mehr Planung«, damit werden wir uns später beschäftigen.

- Legen Sie genau fest, was Sie als Erstes angehen wollen.
- Wählen Sie einen konkreten Zeitpunkt dafür aus. Er sollte so gewählt sein, dass möglichst wenig Störfaktoren dabei zu erwarten sind (z. B. nicht dann, wenn die Kinder aus der Schule kommen oder spät am Abend, wenn Sie schon müde sind).
- Verschaffen Sie sich, bevor Sie anfangen, in Ruhe innerlich einen Überblick über die einzelnen Schritte, die durchzuführen sind. Fragen Sie sich, ob die Voraussetzungen gegeben sind, die jeweils notwendig sind, um anzufangen (so brauchen Sie z. B. für einiges Formulare, für anderes benötigen Sie noch Informationen).
- Fallen Ihnen bei Ihrem Überblick noch eventuelle Schwierigkeiten ein, so überlegen Sie, wie Sie sie überwinden können.
- Denken Sie zwischendurch immer wieder daran, wie viel Energie und wie viel »Nerven« Sie sparen werden, wenn die Sache erledigt ist, welche Erleichterung Sie verspüren werden, wenn sie endlich vom Tisch ist.

Wenn Sie auf die Art vorgehen, werden Sie merken, dass Ihr Mut, unangenehme Dinge anzupacken, langsam wächst, und dass Sie sich zunehmend sicherer und leistungsfähiger dabei fühlen. Wenn Ihnen etwas nicht auf Anhieb gelingt, so geben Sie nicht auf, und denken Sie daran, was Sie schon geschafft haben. Mit schwierigeren Sachen können Sie sich später beschäftigen. Bei jeder Sache aber, die Sie erledigt haben, merken Sie, wie Ihr Kopf freier und Ihre Freude am Leben größer wird.

Überwinden Sie eventuelle Lebensblockaden

Sehr häufig erleben Menschen in der Krise, dass sie an einer Sache »festsitzen«, in einer Art, die sie viel Kraft kostet und unter Umständen ihre gesamten Zukunftsaussichten blockiert. Es kann sich dabei durchaus um Situationen handeln, von denen Sie wissen, dass sie keine echte Perspektive mehr bieten. Dennoch sind Sie nicht dazu in der Lage, sie durch einen »Verzicht« zu beenden. Die Einsicht, dass nichts mehr aus der Sache werden kann, ist schon gekommen, aber Sie drücken sich davor, den Schlusspunkt zu setzen, weil dann alles »endgültig« wäre und es kein Zurück mehr gibt.

Ein Beispiel. Frau Menge trug sich viele Monate mit dem Gedanken, mit der Leitung ihrer Firma darüber zu verhandeln, ob sie die ihr neu übertragenen beruflichen Aufgaben nicht zumindest teilweise abgeben könnte. Sie hatte die Erfahrung gemacht, dass sie ihr viel Schwierigkeiten bereiteten und wesentlich zur Entwicklung ihrer Krise beigetragen hatten. Sie war auch bereit, eventuelle finanzielle Einbußen dafür in Kauf zu nehmen. Gefühlsmäßig tendierte sie sehr stark dazu. Sie verspürte aber auf der anderen Seite ein großes Pflichtbewusstsein und die Angst, sich dadurch vor den anderen zu blamieren. So ging es über Wochen und Monate. Frau Menge wurde immer unruhiger und fühlte sich immer unwohler.

Lebensblockaden: Entscheidungen treffen und handeln. Eine solche Situation kann man als »Lebensblockade« bezeichnen: Jemand »sitzt fest« an einer Entscheidung, an etwas Unerledigtem. Wie bereits beschrieben wird die Weiterentwicklung des gesamten psychischen Lebens gestoppt durch ein Hindernis, das unüberwindlich erscheint und gegen das sich die inneren Kräfte abnützen. Das Ergebnis sind ständige Grübeleien, Unruhe und Angst bis hin zu Niedergeschlagenheit und Erschöpfung. Die gelegentlich vertretene Auffassung, Menschen in einer Krise sollten keine lebenswichtigen Entscheidungen treffen, bis sie aus dem Gröbsten heraus sind, scheint in einem solchen Zusammenhang geradezu lebensfremd. Es kommt gerade darauf an, die entsprechende Entscheidung zu treffen und die daraus folgende Aktion zu ermöglichen, damit das Hindernis überwunden werden kann. Nun prüfen Sie Ihre jetzige Situation in Bezug auf solche Schwierigkeiten.

Ich habe den Eindruck, an Folgendem »festzusitzen«:

....

....

....

Überwinden Sie eventuelle Lebensblockaden

Weiß ich bei jeder der eben aufgelisteten Angelegenheiten, was ich eigentlich tun will?
Wenn ja, was?

.... 5

....

....

Wenn nein, welche weiteren Entscheidungshilfen kann ich mir beschaffen?

....

....

....

Was macht es mir so schwer, jetzt zu handeln?

....

....

....

Fühle ich mich in der Lage, jetzt zu handeln? Wenn ja, wie?

....

....

....

Benötige ich Hilfen dabei, etwa von bestimmten Personen? Wenn ja, welche?

....

....

....

Wenn ich jetzt nicht handeln kann: Will ich die Angelegenheit vertagen, aber nicht aus den Augen verlieren?

....

....

....

Ermüdende Menschen

Kräftegewinn und -verlust im Kontakt mit anderen
Wir haben eben gesehen, wie Frau Menge sich eine große Erleichterung dadurch verschaffen konnte, dass sie sich aus einer bestimmten Arbeitssituation befreite, von der sie vorwiegend Belastungen erwartete, die nicht in ihren Lebensentwurf passten. Sich aus kräftezehrenden, eigentlich überholten Situationen zu befreien, kann eine wichtige Maßnahme sein. Doch nun zu einem Aspekt, der noch wichtiger ist.

Wir stellen oft mit großem Erstaunen fest, welchen Einfluss bestimmte Menschen auf uns haben, im Guten wie im Schlechten, auch dann, wenn wir ihnen nur kurz begegnen. Nach einem Drei-Minuten-Gespräch mit jemandem sind Sie wie ausgewechselt. Kurz davor waren Sie noch abgeschlafft, lustlos und gereizt. Danach ist das alles von Ihnen gewichen. Voller Elan geht der Tag weiter, die Müdigkeit ist weg und alle trüben Gedanken haben sich verflüchtigt. Nach dem Umgang mit einem anderen Menschen sieht ebenfalls alles ganz anders aus, aber im Negativen. Vorher ging es Ihnen gut, nun sind Sie geradezu erschöpft. Die »Muskelarbeit«, die Sie im Umgang mit ihm leisten mussten, war lächerlich gering. Aber offenbar verlieren wir nicht nur unsere Kräfte durch körperliche Anstrengung. Auch Seelisches hat seinen Preis und kostet Kraft, wir können es fast jeden Tag aufs Neue feststellen, besonders im Umgang mit bestimmten Menschen.

Energieaufwand bei »ermüdenden Menschen«. Durch ihre Art zwingen uns manche Menschen zu komplizierten Reaktionen. Wir müssen ständig darüber nachdenken, wie wir uns verhalten sollen. Wir dürfen sie nicht kränken (und sie sind sehr schnell gekränkt), nicht beleidigen, nicht verprellen, nicht langweilen, nicht irritieren. Nichts ist einfach im Umgang mit ihnen. Bei anderen müssen wir ständig darüber nachdenken, wie wir uns verhalten können, um unsere eigene Haut zu retten. Sie lauern uns auf, stürzen sich auf den geringsten Fehler oder sie versuchen, uns ständig in die Pfanne zu hauen. Wir müssen sehr auf der Hut sein, weil sie in einer Art mit uns umgehen, die uns nur Schwierigkeiten bereitet. Doch meist geschieht das angeblich auch noch zu unserem Besten, was es nur noch schlimmer macht.

Beide Sorten von Menschen haben etwas gemeinsam. Der Gefühlsaufwand, den sie uns abverlangen, ist zu groß. Kurzum, sie kosten uns zu viel Kraft. Dabei wirkt der Umgang mit ihnen zeitlich nach, sie lassen uns zurück in Anspannung und dabei oft noch mit einem schlechten Gewissen. Schon der bloße Gedanke an sie lässt uns manchmal aus der Fassung geraten. Sie hinterlassen Ärger, Frustration und fast immer einen Zustand der Ermüdung, der weit darüber hinausgeht, was wir investieren wollten. Wir haben sie deshalb »ermüdende Menschen« genannt. Dadurch ist kein endgültiges abwertendes Urteil über sie gesprochen. Es geht dabei lediglich um eine Schilderung der Folgen, die der Umgang mit ihnen für uns hat.

Ermüdende Menschen

Dabei sind die, die uns am gefährlichsten werden können, Menschen mit einem »hohen chronischen Ermüdungswert«. Sie kosten uns viel Kraft. Auf der anderen Seite bringen sie uns wenig ein und wir sind auch noch viel zu häufig mit ihnen konfrontiert. Nun denken Sie über Ihre eigene Situation nach. 5

Ermüdende Menschen in meinem Leben sind:

(1) ....

(2) ....

(3) ....

Welche Eigenarten, Verhaltensweisen usw. haben sie, die mich ganz besonders viel Kraft kosten?

....

....

....

Was ich Positives an ihnen finde:

....

....

....

Welche Schlüsse ziehe ich daraus:

....

....

....

Welche Maßnahmen im Umgang mit ihnen kann ich ergreifen, um Kraft zu sparen:

....

....

....

Ermüdende Menschen

Es geht also darum, den Einfluss, den bestimmte Menschen auf uns haben, besser einzuschätzen und einiges zu verändern. Es gibt sicher den einen oder anderen, mit dem wir weniger oder gar keinen Kontakt haben sollten. Bei anderen Menschen haben wir die Möglichkeit, die Bilanz unserer Kräfte im Umgang mit ihnen zu verbessern. Wir wollen die Situation so verändern, dass wir mehr seelische Einnahmen und weniger Ausgaben haben. Das alles ist nicht als Spiel gedacht, sondern als ganz legitime und manchmal lebensnotwendige Maßnahme im Interesse unserer seelischen Gesundheit.

Schaffung einer schützenden Voreinstellung

Wir nennen eine Technik »schützende Voreinstellung«, um uns vor kräftezehrenden oder ermüdenden Menschen zu schützen und unseren Energiehaushalt einigermaßen zu erhalten.

Es geht bei der Übung nicht darum, solche Menschen zu entwerten und herabzusetzen. Damit verharrt man im Hadern und ist so weiter mit negativen Gefühlen an die Person gebunden. Bei der Übung werden die Menschen so eingeordnet, dass eine körperliche und geistige klare abgegrenzte Haltung entsteht. Sie ermöglicht ein an eigenen Bedürfnissen nach Schutz und Sicherheit orientiertes freieres Handeln.

Gerade auch in Krisensituationen ist die Methode hilfreich, da Menschen hier leichter emotional ansprechbar sind und hilfloser oder gereizter und dann vielleicht wieder mit totalem sozialem Rückzug reagieren.

Normalerweise sind wir bei negativen Reaktionen anderer oft erst einmal überrascht und betroffen. Durch das Etablieren einer klaren Haltung vor dem Zusammentreffen mit ihnen können wir uns prophylaktisch gegen ein zu starkes Betroffensein mit all seinen negativen Folgen schützen. Wenn der ermüdende Mensch schon mit uns gemeinsam im Raum ist, kann die schützende Voreinstellung allerdings schwieriger hergestellt werden als vor der Begegnung.

Auf folgende Weise können Sie sich auf das, was Sie erwartet, einstimmen. Die einzelnen Schritte sind:

▶ **Einstimmung auf das wahrscheinliche Verhalten des anderen**

Ich sage mir: Ich muss mich in Acht nehmen. Ich erwarte jetzt einen Menschen, der vermutlich wieder folgendes Verhalten zeigt (ein Beispiel): »Zu seinem typischen Verhalten mir gegenüber gehört, dass er mich wahrscheinlich wieder mit negativen Gefühlen, Vorwürfen überschütten wird. Er stellt mein Verhalten in Frage, sagt, dass ich Fehler gemacht habe, dann wieder, ob ich überhaupt genug für ihn tue usw.«

Ermüdende Menschen

Welches kräftezehrende Verhalten, auf dass Sie sich jetzt einstimmen können, wird die ermüdende Person aus Ihrem Leben bei der nächsten Begegnung höchstwahrscheinlich Ihnen gegenüber zeigen?

.... 5

....

....

▶ **Meine alten Reaktionen darauf waren:**

(Ein Beispiel) Meine ersten Gedanken waren: »Er überschreitet meine Grenzen«, »Hat es überhaupt einen Sinn«, »Warum tue ich mir das an?« Meine ersten Gefühle und Verhalten waren: ohnmächtiger Ärger, Gefühl der Grenzüberschreitung meiner psychischen Intimsphäre, Unsicherheit, Kränkung. Ich bin körperlich angespannt, eingesackt, unruhig, der Atem stockt, die Brust und der Hals sind eng. Auch darauf stelle ich mich ein. Das sind einfach erste automatische Reaktionen, die auftreten können.

Was sind Ihre alten bekannten Reaktionen in der Begegnung mit der Person?

....

....

....

▶ **Meine neue innere Haltung und Reaktionen:**

(Ein Beispiel) Meine neue innere Haltung ist: »Darauf stelle ich mich jetzt gedanklich klar ein. Es kommt jetzt ein Mensch mit einer Vorwurfshaltung. Ich weiß jetzt Bescheid. Warum soll ich mich von diesem Menschen immer wieder überrumpeln und verunsichern lassen. Inneres Hadern hält mich auch klein und emotional von ihm abhängig. Es ist ein Anteil dieser Person. Ich kenne das von früheren Begegnungen. Es gehört zu ihr, dass sich Neutralität plötzlich abwechseln mit Feindseligkeit. Ich habe das jetzt für mich eingeordnet und werde mich auf dieses Verhalten einstellen.«

Meine neuen Reaktionen für die kommende Begegnung:

- »Ich stelle mich innerlich jetzt geistig klar auf ein womöglich wieder auftretendes, offen feindseliges Verhalten ein.«

Ermüdende Menschen

- Ich stelle mir jetzt einmal die Person vor und straffe dabei meine Körperhaltung, um nicht überrumpelt und wieder aus dem Gleichgewicht gebracht zu werden. Ich richte mich auf: „Kopf hoch, Brust frei, ich spüre meine Füße fest auf dem Boden, bleibe flexibel, Schultern locker runter, ruhig ein- und ausatmen. So ist es gut. Ich habe das Gefühl, ich kann jetzt gelassener reagieren. Ich werde so meine Grenzen vertreten und dabei sicher, ruhig, klar und energisch reden. Ich bin sogar schon etwas neugierig.«

Was können Ihre neuen förderlichen körperlichen und gedanklichen Reaktionen sein?

....

....

....

Zwei zusätzliche Maßnahmen können Sie dabei unterstützen:

- Den Entschluss »Ich will wirklich« nutzen: Ihr ausgefülltes Blatt können Sie das nächste Mal nutzen, um sich schützend vor dem nächsten Kontakt auf ihn einzustellen. Lesen Sie es und setzen Sie sich einen willensstärkenden Entschluss und sagen sich klar: »Das werde ich *wirklich* umsetzen!« (Dies energetisiert und hilft sehr, eigene Selbstfürsorgestrategien auch gegen innere Widerstände einzusetzen).
  Da aus dem sogenannten Absichtsgedächtnis solche Vorsätze nur einmal wirkungsvoll abrufbar sind, müssten Sie sie immer wieder kurz vor dem Zusammentreffen entschlossen aktivieren. Durch Einüben wird der Entschluss später zur Gewohnheit bzw. Routine, die wenig Aufwand erfordert (s. weiter zu Wollen und Entschlüssen AB 21).
- Eine sehr nützliche Hilfe ist folgende kurze körperbezogene Vorübung: Sie nehmen zuerst Ihre alte körperliche Haltung ein (Einsacken von Kopf, Rücken, erstarrt etc.) und vertiefen diese Haltung noch viel mehr. Was spüren Sie jetzt in Ihrem Körper? Wie fühlen Sie sich? Fühlen Sie sich so fähig oder weniger fähig (wenn Sie noch eingesackter sind)? Danach bewegen Sie Ihren Körper ganz bewusst langsam in die Gegenrichtung. Sie nehmen Ihre hilfreiche Körperhaltung ein (aufrichten, frei atmen usw.), die Sie nun auch noch mehr verstärken. Was spüren Sie in Ihrem Körper? Wie fühlen Sie sich? Fühlen Sie sich nun fähig oder weniger fähig? Diesen Vorgang können Sie einige Male langsam und bewusst wiederholen. Auf diese Weise entsteht eine neue Verhaltensbahn in Ihrem Gehirn und Sie können dadurch leichter Ihr hilfreiches Verhalten in der Situation auslösen.

Verhaltensweisen, die Ihnen sehr schwerfallen, können Sie durch Probehandeln in der Vorstellung (s. kognitive Probe Kap. 10) einüben.

6 Modul 5: Mit Überholtem aufräumen: innen

6.1 Einleitung für Therapeuten

Ausgangslage

In der Entwicklungsgeschichte eines Menschen werden oft Haltungen« aufgebaut, die sich später nachteilig auf die Selbstverwirklichung« auswirken. In vielen Fällen dienten sie in der Kindheit als Überlebensstrategie. Im gegenwärtigen Leben aber sind sie nicht nur überlebt, sondern hemmen die eigene Entwicklung und die Anpassung an die Umwelt. Es handelt sich dabei um Elemente einer einseitigen Lebensphilosophie, um zu stark ausgeprägte Motive, die das eigene Leben einschränken oder in manchen Bereichen sogar ganz blockieren. Dadurch werden eigene wichtige Ziele nicht erreicht und der Zugang zu eigenen Ressourcen behindert. Wichtige Bedürfnisse und tatsächlich gelebte Motive stimmen oft nicht überein. Wirkliche Bedürfnisse sind meine Zustände, die auf Befriedigung drängen. Können überwertige, d. h. mein Leben zu stark bestimmende Motive die wirklichen, oft nicht bewussten (impliziten) Bedürfnisse nicht kompensieren, so geraten beide in Spannung zueinander, bis hin zu einer krisenhaften Zuspitzung. Folgende Grundmotive werden oft überwertig:

- **Überwertiges Streben nach Anerkennung, Macht und Kontrolle:** Hierzu gehören auch Menschen, die wir in der Berufswelt als »Typ-A-Personen« bezeichnen (Friedman & Rosenman, 1974; Hoffmann & Hofmann, 2009). Dies sind oft sehr leistungsorientierte und nach Perfektion strebende Menschen, die sich in einem permanenten Konkurrenzkampf befinden. Sie versäumen es oft zu ergründen, welche anderen Bedürfnisse z. B. nach mehr Freizeit, nach mehr sozialen Kontakten sie haben, oder unterdrücken diese. Dadurch, dass sie sich ständig vorwiegend nach ihrem starren, überwertigen Wertesystem richten, landen sie letztlich immer mehr in der Entfremdung, in der Verleugnung eigener Bedürfnisse, in der Verarmung der Lebensenergie und nicht selten in der Krankheit.
- **Überwertiges Streben nach Liebe und Harmonie:** Solche Menschen schauen vorwiegend mehr nach den Bedürfnissen anderer, richten ihr Verhalten daran aus und vernachlässigen die eigenen Strebungen. Der Druck der eigenen Bedürfnisse aber bleibt bestehen und äußert sich nicht selten periodisch in Gereiztheit, in Aggressionsausbrüchen oder in Niedergeschlagenheit. Sie führen dann genau das herbei, was am meisten gefürchtet wird, nämlich Ablehnung durch andere.

- **Überwertiges Streben nach Halt und Sicherheit:** Solche Menschen fallen auf durch eine extrem starre Alltagsführung, die unter dem Diktat unflexibler Regeln jede Art von Freiheit unterdrückt.

6.2 Veränderungsziele und Patientenmaterial

Um Patienten zu helfen, eine einseitige Lebensphilosophie zu differenzieren und zu stark ausgeprägte Motive in ihrer Bedeutung zu relativieren, schlagen wir als Hilfe das folgende Material vor:

- Arbeitsblatt 16: Lebensphilosophie: Die schrecklichen Sieben
- Arbeitsblatt 17: Überwertige Ideen

Lebensphilosophie: Die schrecklichen Sieben

Lebensphilosophie

Die Lebensphilosophie einer Person besteht aus allen Annahmen, die sie darüber hat, wie die Welt funktioniert. Sie gibt Auskunft darüber, wo der Mensch seine Rechte und seine Pflichten in der menschlichen Gesellschaft sieht, was er von sich selbst und vom anderen hält, wie er sein und dessen Verhalten bewertet. Schließlich sagt die Lebensphilosophie aus, was er von der Zukunft erwartet, ob er an ein Leben nach dem Tod glaubt oder an einen Gott, dem er Rechenschaft schuldet, wie er sich die Zukunft der menschlichen Gesellschaft vorstellt und was er bereit ist, dafür zu tun.

Das alles scheint auf den ersten Blick recht abstrakt zu sein, ist es aber nicht. Wir haben bereits an einem Beispiel gesehen, welch wichtige Rolle einzelne Aspekte der Lebensphilosophie spielen können, wenn es darum geht zu verstehen, wie Menschen in eine Krise geraten sind. Im Beispiel von Frau Wagner (siehe Arbeitsblatt 9) wurde dieser Einfluss deutlich. Sie hatte eine Reihe von Glaubensbekenntnissen, die sie letztlich von sich selbst entfremdeten. In einer schwierigen Lage hat sie nicht gekämpft, sondern sie gab sich selbst die Schuld für die negative Entwicklung und verlor weitgehend ihre Selbstachtung. Wenn wir die Entstehung und den Verlauf einer Krise verstehen wollen, dann spielt die Lebensphilosophie in zweifacher Hinsicht eine wichtige Rolle:

- Zum einen beeinflusst sie sehr stark die Art, wie wir Ereignisse interpretieren, die uns widerfahren. Wenn jemand z. B. der Meinung ist, man bekommt immer nur das, was man verdient, so wird ihm ein Misserfolg »beweisen«, dass er ein Versager« ist. Jemand, der davon ausgeht, dass man auch einmal »Pech« haben kann, wird ganz anders reagieren.
- Zum Zweiten: Unsere Lebensphilosophie legt auch eine bestimmte Art nahe, mit Ereignissen und mit einer Krise umzugehen. Ein Pessimist wird sehr schnell denken »Jetzt ist alles aus«, während jemand mit einer positiveren Lebenssicht die Ärmel hochkrempelt.

Wegen des wichtigen Einflusses auf unser Denken, Fühlen und Handeln sollten Sie die Gelegenheit nutzen zu überprüfen, ob Teile Ihrer Lebensphilosophie sich eher destruktiv als konstruktiv auswirken. Sie mögen eine wichtige Rolle beim Zustandekommen der jetzigen Krise gespielt haben, mögen aber auch ihren negativen Einfluss in der Zukunft weiter ausüben, wenn Sie nicht damit »aufräumen«.

Die schrecklichen Sieben

Wer häufig mit Menschen Kontakt hat, die sich in einer Krise befinden, dem fällt auf, dass es eine relativ geringe Anzahl von Ideen, Einstellungen und Überzeugungen gibt, die diese Menschen aber sehr verletzlich machen. Kritische Lebensereignisse führen zu besonders viel Unruhe und Spannung, wenn sie mit diesen Überzeugungen oder »Glau-

Lebensphilosophie: Die schrecklichen Sieben

benssätzen« zusammentreffen. Es entsteht eine einseitige negative Sicht der Dinge, die eine angemessene Bewältigung sehr erschwert. Die sieben Glaubenssätze, die uns am häufigsten begegnen, nennen wir die schrecklichen Sieben.

Schätzen Sie als Erstes ein, wie stark Sie an die folgenden Sätze glauben, d. h. welche Rolle sie in Ihrer Lebensphilosophie spielen. Dann werden wir kurz auf ihre Nachteile eingehen und Ihnen Vorschläge machen, wie Sie sich davon distanzieren können.

		Ihre Einschätzung: Ich glaube daran		
		fest	**mittel**	**gar nicht**
(1)	Auf dieser Welt dürfen bestimmte Dinge einfach nicht passieren.	☐	☐	☐
(2)	Wenn die Dinge sich nicht so entwickeln, wie ich es erwarte, mündet das unweigerlich in eine Katastrophe.	☐	☐	☐
(3)	Ich soll nur dann etwas unternehmen, wenn der Erfolg hundertprozentig sicher ist.	☐	☐	☐
(4)	Ich bin nur jemand, wenn mir eine oder mehrere Personen zur Seite stehen. Finden sie nicht alles, was ich mache, gut, so entzieht mir das den Boden.	☐	☐	☐
(5)	Wenn mir etwas Unangenehmes widerfährt, so bin ich selbst daran schuld. Hätte ich richtig gehandelt, so hätte ich es verhindern können. Dieser Satz gilt auch für andere.	☐	☐	☐
(6)	Es hat keinen Sinn, um etwas kämpfen zu wollen. Entweder etwas funktioniert gleich oder es sollte nicht sein. Entweder jemand tut etwas für mich, oder er lässt es bleiben.	☐	☐	☐
(7)	Nur die Zeit ist sinnvoll verbracht, in der ich was Nützliches tue. Es ist immer egoistisch, sich nach den eigenen Bedürfnissen zu richten.	☐	☐	☐

(1) Auf dieser Welt dürfen bestimmte Dinge einfach nicht passieren

Nachteile. Ereignisse treffen uns umso schwerer, je mehr sie uns als etwas erscheinen, das eigentlich gar nicht sein darf. Wenn ich also voraussetze, dass das Leben und andere Menschen immer so mit mir umgehen müssen, wie ich es für gerecht halte, so werde ich immer wieder wie vor den Kopf gestoßen sein und finden: Das darf doch nicht sein, das kann er doch nicht so machen usw. Die Folgen davon sind Empörung, Verdrossenheit, in zunehmendem Maße Verbitterung, bis man sich im schlimmsten Fall immer mehr von der Welt abwendet und zu einer Art »Menschenfeind« wird.

Vorschlag. Werden Sie zum Realisten, daran ist nichts Verwerfliches. Auf der Welt gibt es Anständigkeit, Liebe und echte Fürsorge für andere, aber auch rücksichtslosen Egoismus und Bösartigkeit. Sie haben kein Anrecht auf eine Sonderbehandlung. Sagen Sie also nie mehr: Das darf doch nicht wahr sein, dass er das getan hat. Doch, es darf, der beste Beweis: Er hat es getan! Verwenden Sie die ganzen Kräfte, die unnütz verpuffen, wenn Sie sich wieder einmal bloß empören und Rachepläne schmieden, besser darauf, eine realistische Veränderung Ihrer Situation zu bewirken. 6

(2) Wenn die Dinge sich nicht so entwickeln, wie ich es erwarte, so mündet das unweigerlich in eine Katastrophe

Nachteile. Gleich mehrere Fehlannahmen liegen einer solchen Auffassung zugrunde. So ist es durchaus möglich, dass Ihre Vorstellung darüber, wie bestimmte Dinge verlaufen sollten, nicht korrekt ist. Vielleicht erwarten Sie, dass der, bei dem Sie sich beworben haben, Sie äußerst freundschaftlich, ja fast fröhlich empfangen muss, sonst, befürchten Sie, werden Sie keine Chance haben. Woher wissen Sie, dass ein korrekter, sachlicher Umgang mit Ihnen nichts Gutes zu bedeuten hat? In vielen Fällen täuscht man sich, wenn man solche Prognosen stellt. Eine solche Denkweise führt also sehr schnell zu Pessimismus, Niedergeschlagenheit und Mutlosigkeit.

Zum Zweiten legt eine solche Denkweise eine Passivität nahe, die Ihnen meistens zum Nachteil gereicht. Ihre Devise sollte also lauten: Wenn die Dinge sich nicht so entwickeln, wie ich es erwarte, dann muss ich neu überlegen. In einigen Fällen hat das nicht unbedingt etwas Negatives zu bedeuten. In anderen Fällen aber sollte ich darüber nachdenken, was ich unternehmen kann, um die Angelegenheit in meinem Sinne zu beeinflussen – und es dann tun. Auf die Art sind das Denken und die Erwartungen flexibler, differenzierter, sie stimmen besser mit der Wirklichkeit überein und vor allem, sie sind nützlicher im Sinne Ihrer Ziele.

Vorschlag. Überlegen Sie sich Situationen, bei denen Sie zuerst ein »schlechtes Gefühl« hatten, die dann aber doch ganz gut verliefen. Oder: War es Ihnen möglich einzugreifen? Wie, mit welchen Mitteln?

....

....

....

....

Lebensphilosophie: Die schrecklichen Sieben

Schlussfolgerung:

....

....

....

....

....

(3) Ich soll nur dann etwas unternehmen, wenn der Erfolg hundertprozentig sicher ist

Nachteile. Die zukünftigen Ergebnisse eigener Handlungen abzuschätzen und sich gegen allzu große Risiken absichern zu wollen, ist eine vernünftige Strategie – wenn Sie es nicht übertreiben. Der Hang, sich bis ins Letzte absichern zu wollen, wird dann zur Plage, wenn er zu endlosen Grübeleien führt und Sie ganz verlernen, sich spontan auf neue Situationen einzustellen.

Bei einigermaßen komplexen Angelegenheiten bekommen wir auch durch endlose Vorsichtsmaßnahmen und Überlegungen nie die totale Gewähr dafür, dass alles hundertprozentig glatt gehen wird. Das ist so, weil wir alle Bedingungen, z. B. die Reaktionen von Menschen, nie ganz vorherzusagen vermögen. Wer nicht damit leben kann, endet in der Wankelmütigkeit, dem ewigen Zaudern, schließlich in der Ohnmacht und in der Inaktivität. Emanuel Lasker, der 27 Jahre Schachweltmeister war, hat einmal gesagt: »Seine Figuren vernünftig aufzustellen und dann auf ihre Wirkung zu vertrauen, das ist kein schlechter Grundsatz, nicht nur beim Schach.«

Vorschlag. Positives (eigene Wünsche) gegen Störfaktoren (Gedanken an Risiken) abwägen.

- Vergegenwärtigen Sie sich zuerst einen Wunsch, den Sie aktuell haben. Es muss sich dabei nicht um eine riesengroße Sache handeln, die Ihr Leben auf den Kopf stellen wird, sondern lediglich um etwas, das Sie wirklich möchten. Es kann z. B. der Wunsch sein, einen Arbeitskollegen anzusprechen, um mit ihm nach der Arbeit noch ein Glas Wein zu trinken.
- Nun stellen Sie sich in der Fantasie eine Waage vor und legen Sie Ihren Wunsch auf die rechte Waagschale. Versuchen Sie, sich dabei den Wunsch, das Zusammensein mit dem Kollegen, möglichst lebendig vorzustellen. Bleiben Sie eine gute Minute dabei.

Lebensphilosophie: Die schrecklichen Sieben

- So, und jetzt malen Sie sich alle möglichen Risiken aus, die die Angelegenheit mit sich bringen könnte, und packen Sie sie auf die linke Waagschale: Er könnte schroff ablehnen, Sie könnten denken, er könnte sich über mich lustig machen, er erzählt es anderen und alle finden mich unmöglich, Sie sitzen mit ihm zusammen und Sie kriegen kein Wort raus, Sie gefallen ihm nicht und er lässt es Sie spüren, nach dem Treffen schneidet er Sie in der Firma, jemand sieht Sie beide und alle fangen an zu reden usw. Vielleicht merken Sie, wie Sie ein wenig unruhig werden und das Ganze am liebsten vergessen würden. Das können Sie tun, dann bleibt alles beim Alten.
- Aber nun gehen Sie mit Ihrem Gefühl wieder auf die andere Seite, zu Ihrem Wunsch. Können Sie Ihn noch deutlich spüren oder ist er verschwunden? Wenn Sie ihn noch spüren, wofür ergreifen Sie Partei? Was ist Ihnen wichtiger: Echt und ehrlich mit sich selbst und Ihren Bedürfnissen umzugehen oder sich bei den geringsten Zweifeln davonzuschleichen?

(4) Ich bin nur jemand, wenn mir eine oder mehrere Personen zur Seite stehen
Erschwerend kommt dazu oft noch die Bedingung: Finden diese Personen nicht alles, was ich mache, gut, so entzieht mir das den Boden.
Nachteile. Jemand, der auf die Art von anderen abhängig ist und der sein Selbstwertgefühl« nur dann aufrechterhalten kann, wenn er des Wohlwollens anderer zu jeder Zeit sicher ist, steckt in einem schweren Dilemma. Einmal braucht er die anderen, aber auf der anderen Seite spürt er auch seine Abhängigkeit. Dadurch hat er oft ein Bedürfnis, sich abzugrenzen oder sogar wütend aufzubegehren. Das kann er wiederum nicht tun, weil damit ein Verlust an Sicherheit einherginge. Aus dieser Spannung heraus entstehen nicht nur verbogene Interaktionsmuster zu anderen, sondern auch ständig Angst vor Verlusten und Sorgen über die Zukunft, abwechselnd mit Ohnmacht, Hilflosigkeit, Ärger und Enttäuschung.
Vorschlag. Analysieren Sie Ihr Verhältnis zu einem Menschen, von dem Sie sich bis zu einem gewissen Grad abhängig fühlen, unter folgenden Gesichtspunkten:

Welche Bereiche gibt es in meinem Leben, bei denen er / sie eher unwichtig ist?

....

....

....

Lebensphilosophie: Die schrecklichen Sieben

Was kann ich besser als er / sie?

....

....

....

Welche Fehler hat er / sie?

....

....

....

Welche Ansichten, die ich für falsch halte, hat er / sie?

....

....

....

In welchen Punkten möchte ich ihr / ihm klar und deutlich widersprechen?

....

....

....

Schließen Sie die Augen, stellen Sie sich eine Situation vor, bei der eine Meinungsverschiedenheit besteht. Sie sagen klar und deutlich Ihre Meinung. Lassen Sie sich unter keinen Umständen davon abhalten. Wie fühlen Sie sich dabei?

....

....

....

Nehmen Sie eine Neudefinition Ihrer Beziehung zu ihr / ihm vor. Dann bearbeiten Sie weitere Situationen auf diese Art.

Lebensphilosophie: Die schrecklichen Sieben

(5) Wenn mir etwas Unangenehmes widerfährt, so bin ich selber daran schuld
Umgekehrt heißt das: Hätte ich richtig gehandelt, so hätte ich es verhindern können. Dieser Satz gilt auch für andere.

Nachteile. Das Thema der vorschnellen Schuldgefühle bei Misserfolgen oder negativen Entwicklungen ist schon bei unseren Überlegungen aufgetaucht. Im Grunde genommen hängt es mit dem Begriff der Gerechtigkeit zusammen: Es passiert nichts, was nicht wirklich gerecht ist. Wenn Sie ganz fest dieser Ansicht sind, dann halten Sie sich für alles mögliche Negative allein verantwortlich. Sie geben sich die Schuld, denn, so meinen Sie, die Welt ist gerecht, und jeder erhält, was er verdient, und verdient, was er erhält. In dieser Richtung führt die falsche Grundannahme zu Versagensängsten, Selbstbeschuldigungen bis hin zur Einbuße jeglicher Selbstachtung. Aber auch dann, wenn die »Theorie der gerechten Welt« auf andere angewendet wird, wirkt sie sich verheerend und geradezu unmenschlich aus. Jeder bekommt das, was er verdient, heißt es dann. Daraus wird unreflektiert geschlossen, dass vergewaltigte Frauen ihre Vergewaltiger reizten, dass geschlagene Frauen ihre Männer durch Fehlverhalten provozierten, dass arme Menschen ihre Armut selbst verschuldet haben und Kranke ihre Krankheit.

Vorschlag. Wir haben schon festgestellt, dass Ereignisse meist auf das Zusammenspiel vieler Teilursachen zurückzuführen sind. Versuchen Sie noch einmal, sich ein möglichst objektives Bild über die Ursache einiger Ereignisse zu bilden.

Positive Ereignisse, die vor allem durch mich herbeigeführt wurden:

....

....

....

Positive Ereignisse, bei deren Zustandekommen ich eine sehr geringe oder keine Rolle gespielt habe:

....

....

....

Negative Ereignisse, die vor allem durch mich herbeigeführt wurden:

....

....

....

Lebensphilosophie: Die schrecklichen Sieben

Negative Ereignisse, bei deren Zustandekommen ich eine sehr geringe oder keine Rolle gespielt habe:

....

....

....

(6) Es hat keinen Sinn, um etwas kämpfen zu wollen
Konkret heißt das: Entweder etwas funktioniert gleich oder es sollte nicht sein. Entweder jemand tut etwas für mich, oder er lässt es bleiben.
Nachteile. Im Endeffekt drückt sich in einer solchen Haltung etwas Kindisches, Unreifes aus. Kleinkinder stellen hohe Ansprüche und jedem ihrer Bedürfnisse muss gleich nachgekommen werden. Das bedeutet, dass ihnen jeder Wunsch von den Lippen abgelesen werden muss. Im Idealfall sollen sich die Mütter ständig Gedanken darüber machen, wie sie ihnen zu Diensten sein könnten. Diese von Allmachtsphantasien und Unersättlichkeit durchtränkte Haltung finden wir im Ansatz noch bei vielen Erwachsenen. Aber dann können wir im Grunde genommen gar nicht von Erwachsenen sprechen. Im Lauf seiner Entwicklung muss nämlich das Kind unter anderen eine wichtige Fähigkeit erwerben: Es muss »arbeitsfähig« werden, d.h. es muss in der Lage sein, Mühe und Kraft zu investieren, um zur Erfüllung seiner Wünsche zu gelangen. Sie werden ihm nicht mehr automatisch erfüllt in einer Welt, in der es nicht mehr absoluter Mittelpunkt ist. Der Mensch muss also lernen zu kämpfen, zu fordern, aber auch zu bitten und darin etwas Zumutbares zu sehen, statt sich beleidigt und enttäuscht zurückzuziehen, wenn sich die anderen nicht auf Anhieb seinen Wünschen fügen.
Vorschlag. Versuchen Sie abzuschätzen, wie realistisch Ansprüche sein können, z.B. an der Arbeitsstelle oder in einem anderen Lebensbereich, der Ihnen wichtig ist.

Was ich erwarten kann:

....

....

....

Was ich durch eigene Anstrengungen verändern kann:

....

....

....

Lebensphilosophie: Die schrecklichen Sieben

Was ich unter keinen Umständen erwarten darf:

....

....

....

Beziehung zu Person A (..):

Was ich erwarten kann:

....

....

....

Was ich durch eigene Anstrengungen verändern kann:

....

....

....

Was ich unter keinen Umständen erwarten darf:

....

....

....

Führen Sie diese Übung mit weiteren Personen und Situationen durch.

(7) Nur die Zeit ist sinnvoll verbracht, in der ich was Nützliches tue
Auf sich bezogen bedeutet das: Es ist immer egoistisch, sich nach den eigenen Bedürfnissen zu richten.
Nachteile. Es zählt nur der Ernst des Lebens, und das Leben ist nur dann ernst, wenn es anstrengend ist. Eigene Bedürfnisse, die nicht unmittelbar zu einem verwertbaren Produkt führen, sind immer suspekt bis verwerflich. Nur keine Zeit verlieren, keine Sekunde nachlassen, sonst droht das ganze Gebäude zusammenzustürzen, und die Folge ist das Chaos so könnte man diese Haltung etwas zugespitzt wiedergeben – und die Folgen davon sind Unruhe, Druck, Gereiztheit, keine Spontaneität, keine Gelassenheit.

Lebensphilosophie: Die schrecklichen Sieben

Noch eine Variante: Sich nach seinen Bedürfnissen richten heißt sich gehen lassen. Die Angst, die daraus entsteht, drückt sich folgendermaßen aus:

- Ich würde völlig scheitern an meiner jetzigen Situation, ich kriege jetzt schon nichts mehr auf die Reihe.
- Die anderen würden mich verurteilen.
- Ich könnte mich nicht mehr im Spiegel ansehen.
- Ich würde mich schuldig fühlen.
- Es würde irgendeine Katastrophe passieren.
- Ich hätte keinerlei Halt mehr und wäre zu allem fähig.
- Es ist nicht erlaubt, ich würde mich auf Kosten anderer ausbreiten.

Teilen Sie einige dieser Befürchtungen, wenn es darum geht, zu eigenen Bedürfnissen zu stehen, die eigentlich ganz harmlos sind, aber die ein bisschen die tägliche Routine und die innere Ordnung stören? Besonders dann, wenn Wünsche spontan auftreten, gelten sie als suspekt. Es kann dann fälschlicherweise das Gefühl entstehen, man müsse sich nun entscheiden zwischen Anstand und Zügellosigkeit.

Vorschlag. Versuchen Sie doch einmal eine ganz einfache Übung. Sie beschließen, wenn Sie sich einmal besonders müde und abgespannt fühlen, den halben Tag im Bett zu bleiben, Verpflichtungen hin, Verpflichtungen her. Sagen Sie sich vorher konsequent: Jetzt bleibst du liegen und stehst nicht gleich auf, auch wenn die »Du-musst-Gedanken« kommen. Sie werden feststellen, es ist gar nicht so leicht, aber halten Sie es aus. Am Anfang werden Sie vielleicht unruhig, und es entsteht ein starker Drang, das Leben wieder »in Ordnung« zu bringen, indem Sie sich der täglichen Routine fügen. Vielleicht können Sie die eben getroffene Entscheidung nicht mehr akzeptieren. Sie kommt Ihnen gar albern, unsinnig oder unmöglich vor. Bleiben Sie trotzdem dabei: Du machst nichts! Akzeptieren Sie die Druckgedanken und halten Sie sie aus. Sie bekämpfen sie nicht, geben ihnen aber auch nicht nach. Irgendwann wird der Druck geringer, Sie werden ruhiger und entspannter und spüren, dass Sie einem wirklichen Bedürfnis nachgegeben haben, das Sie auch einmal ernster nehmen können, als das, was »die Welt« Tag für Tag von Ihnen fordert.

Wir verabschieden uns von den schrecklichen »Sieben«

Wir hoffen, Sie haben sich anhand dieser Überlegungen von einigen Einstellungen und Meinungen distanzieren können, die Ihren Plänen nicht förderlich wären. Aber wir sollten solche »Grundpfeiler« einer falschen Lebensphilosophie stets im Auge behalten, damit wir nicht doch immer wieder auf sie hereinfallen.

Überwertige Ideen

Wenn etwas überwertig ist, dann überschätzen wir den Wert oder die Bedeutung, die es in Wirklichkeit für uns hat. So können wir einem Menschen eine Wichtigkeit zumessen, die ihm, nach der objektiven Lage der Dinge, nicht zukommt. Wir haben z. B. einen Riesenrespekt vor ihm, der durch seine Taten und seinen Charakter aber nicht gerechtfertigt ist. Wir glauben, uns ständig nach ihm richten zu müssen, doch das sind nur Anzeichen einer übergroßen und für uns schädlichen Überschätzung, die wir schleunigst auf ein verlässliches Maß reduzieren sollten. Auch vielen unserer alltäglichen Handlungen und Lebenssituationen können wir eine überwertige Bedeutung zumessen und dann rauben sie uns viel mehr Energie, als es nötig wäre. Wie kann es dazu kommen? Vielleicht waren sie einmal sehr wichtig für uns, aber das sind sie jetzt objektiv nicht mehr. Vielleicht haben auch andere (Eltern, Lehrer usw.) ständig betont, wie bedeutend eine bestimmte Handlung sei, aber wir haben uns nie ein eigenes Urteil darüber gebildet.

Aber auch Erlebnisse und Erfahrungen können sich als überwertig erweisen. Irgendjemand hat mich bei einer bestimmten Gelegenheit gekränkt und nun glaube ich, dass das Leben nicht weitergeht, bevor ich es ihm nicht heimgezahlt habe. Ich glaube, im Beruf oder im Privatleben ungerecht behandelt worden zu sein und diese Episode geht mir nicht mehr aus dem Kopf. Rachegedanken treten bei jeder passenden oder unpassenden Gelegenheit auf. Mein Denken engt sich immer mehr auf den ganzen Komplex ein. Eine überwertige Idee ist entstanden. Scheinbar dreht sich mein ganzes Leben um diese Angelegenheit. Wenn ich durch irgendetwas daran erinnert werde oder aufgrund meiner Grübeleien, rückt die überwertige Idee in den Vordergrund meines Bewusstseins, meist begleitet von schmerzhaften Gefühlen wie Verbitterung. Auch wenn solche zugespitzten Verläufe nicht so häufig vorkommen, sollten wir uns dem Überwertigen, das uns belastet und viel Kraft kostet, doch einmal zuwenden.

Woran können wir es erkennen? Wir erkennen es daran, dass bestimmte Dinge oder Menschen einen Stellenwert für uns annehmen, der gemessen an ihrer realen Bedeutung viel zu groß ist.

Das heißt im Einzelnen: Im Umgang mit überwertigen Menschen, Handlungen oder Situationen

- verbrauchen wir zu viel Zeit,
- verspüren wir zu viel Druck,
- gehen wir zu perfektionistisch vor,
- räumen wir der Sache eine zu hohe Priorität ein,
- machen wir unser Befinden oder unser Selbstwertgefühl zu sehr davon abhängig.

Überwertige Ideen

Wie können wir nun versuchen, die übermäßige Bedeutung, die etwas für uns erlangt hat, zu reduzieren?

Vorschläge zum Umgang mit überwertigen Ideen und Menschen

- Identifizieren Sie in einem ersten Schritt solche überwertigen Ideen in Ihrem Leben.
- Fragen Sie bei einigen, die Ihnen besonders wichtig vorkommen, wodurch sie diese Qualität erlangt haben.
- Nehmen Sie sich vor, Ihren Umgang mit einigen davon zu verändern.
- Den bisherigen Kräfteaufwand, den Sie z. B. in den Umgang mit einem Menschen investiert haben, setzen Sie mit 100 Prozent an. Dann nehmen Sie sich vor, ihn in nächster Zeit deutlich zu senken, z. B. auf 50 Prozent zu reduzieren. Überlegen Sie, was das für Ihre Einstellung, Ihr Verhalten usw. bedeutet.
- Überprüfen Sie, wie gut es Ihnen gelingt. Verändern Sie eventuell Ihre Maßnahmen, bis Sie annähernd den Wert erreichen, den Sie sich vorgenommen haben.

7 Modul 6: Neue Ziele und Perspektiven aufbauen

7.1 Einleitung für Therapeuten

Ausgangslage

Die Osnabrücker Forschungsgruppe um Julius Kuhl hat zwei Grundhaltungen dem Leben gegenüber herausgearbeitet, beschrieben und empirisch untersucht (Kuhl & Kazen, 1997). Sie unterscheiden zwischen einer Opfer-Haltung (Lageorientierung) und einer Gestalter-Haltung (Handlungsorientierung). Aus den beiden unterschiedlichen Grundeinstellungen entstehen unterschiedliche Verhaltensweisen. Die meisten Menschen tragen beide Haltungen in sich, wobei, je nach Lage der Dinge, jede von ihnen von Vorteil sein kann. Bei der Lageorientierung werden drei Varianten von Menschen unterschieden: 7

- **die Unbestimmten:** Sie bilden kaum Ziele und treffen sehr selten klare Entscheidungen.
- **die Zögerer:** Sie haben zwar Ziele, schieben aber die Umsetzung immer wieder auf.
- **die Aufgeber:** Sie bringen zwar die Energie auf, sich für erste Schritte zu motivieren, halten aber nicht durch, wenn Schwierigkeiten und Misserfolge auftreten (Martens & Kuhl, 2004).

Alle drei Verhaltenstypen sind besonders dann von Nachteil, wenn es darum geht, nach krisenhaften Entwicklungen Anpassungsstörungen zu überwinden. Dafür ist es notwendig, neue Ziele zu bilden, für ihre Erreichung die notwendige Energie und Konsequenz zu entwickeln und nicht bei den ersten Schwierigkeiten aufzugeben. Das setzt voraus, dass Betroffene, die in der Lageorientierung verharren und aus ihr heraus reagieren, dazu fähig sind, die Gestalter-Haltung einzunehmen und ihr zukünftiges Schicksal direkt in die Hand nehmen.

7.2 Veränderungsziele und Patientenmaterial

In diesem Modul (und in den folgenden) wollen wir den Patienten dabei helfen, einen solchen Haltungswechsel allmählich zu vollziehen. Wir streben dabei die folgenden Teilziele an:

(1) Sie sollen sich von einer übermäßigen Fixierung auf die Vergangenheit lösen und sich wieder der Zukunft zuwenden. Bislang war ihre Aufmerksamkeit weitgehend auf die Umstände, die zu ihrer Krise geführt haben, gerichtet. Ruminationen, kontra-

faktisches Denken und kontrafaktische Emotionen wie Reue und Selbstvorwürfe haben immer wieder eine überhitzte, meist schmerzliche Gefühlslage angefacht, die mit Phasen der Resignation und der Apathie abwechselte.

(2) Wenn sie anfangen, sich in einer nichtkatastrophisierenden Art wieder der Zukunft zuzuwenden, dann wird auch ihre Gegenwart lebendiger und bunter. Wenn ich z. B. plane, nach Italien zu reisen, so verändert das in allererster Linie meine Gegenwart. Die Beschäftigung mit bunten Prospekten, Landkarten, Abbildungen von Städten aktiviert Assoziationen, Erinnerungen, Empfindungen, Stimmungen und Sehnsüchte, die das Grau des Alltags auflockern. Ich ärgere mich vielleicht weniger über den Kantinenfraß, weil ich mich, in Kontrast dazu, geradezu sehe, wie ich in einer kleinen Trattoria am Meer sorgsam mein Menü zusammenstelle …

(3) Bei dem Prozess der zunehmenden Beschäftigung mit der Zukunft und deren Gestaltung können krisenimmanente Zustände im Wege stehen. Wir beschreiben kurz drei davon: Orientierungslosigkeit, Entmutigung und Sinnlosigkeitsgefühle. Je nach ihrer Ausprägung im Einzelfall wird ihre Bearbeitung einen mehr oder weniger großen Raum bei der Therapie der Anpassungsstörung einnehmen.

(4) In dem Zusammenhang ist ein empirisches Ergebnis der Osnabrücker Forschungsgruppe von Bedeutung (Kuhl, 2001, 2024). Sie haben herausgefunden, dass wirkungsvolle, handlungsorientierte Gestalter keineswegs blinde Optimisten sind, sondern zwischen Optimismus und Problembewusstsein hin und her wechseln können. Dadurch steuern sie ihre Gefühle so, wie die jeweilige Lage es erfordert. Zu viel Optimismus birgt das Risiko in sich, etwaige Probleme zu übersehen und erfordert daher ein Gegensteuern zum Problembewusstsein hin. Zu viel Problembewusstsein wiederum kann dazu führen, dass Betroffene unter der Last der wahrgenommenen Schwierigkeiten aufgeben oder zusammenbrechen. Das erfordert wieder eine Hinwendung zum Optimismus-Pol. Lediglich eine solche ständige Austarierung zwischen den beiden Orientierungen gewährleistet größtmögliche Effekte.

(5) Ein wichtiger Bestandteil beim Prozess, neue Ziele und Lebensperspektiven aufzubauen, ist eine Bestandsaufnahme der persönlichen Bedürfnisse, denen in Zukunft Rechnung getragen werden soll. Diese Analyse wollen wir anhand der Bedürfnishierarchie von Maslow (1981) durchführen.

(6) Schließlich ist es wichtig, bei der Entwicklung einer persönlichen Lebensperspektive eine Reihe von Prinzipien zu berücksichtigen, durch deren Respektierung sie ausgewogen wird. Es soll auch dafür gesorgt werden, dass kurzfristige Ziele aufgestellt werden, deren Erreichung erste Erfolge garantiert und zu einer allgemeinen Ermutigung beiträgt.

Wir stellen für die Arbeit hin zu diesen Zielen das folgende Patientenmaterial zur Verfügung:

- Arbeitsblatt 18: Hinwendung zur Zukunft und Hindernisse dabei
- Arbeitsblatt 19: Frau Wagners neuer Weg in die Zukunft
- Arbeitsblatt 20: Eine eigene Zukunftsperspektive aufbauen

Hinwendung zur Zukunft und Hindernisse dabei

Zukunftsorientierung

Nur in der allerersten Phase, als Säugling, lebt der Mensch ausschließlich in der Gegenwart. In diesem Zustand ist er darauf angewiesen, dass seine Bedürfnisse unmittelbar befriedigt werden. Dann fühlt er sich wohl und seine Welt ist in Ordnung. Später hängt sein Wohlbefinden nicht vollständig von der gegenwärtigen Situation ab. Seine Stimmung wird einmal beeinflusst durch seine Ansichten über die Vergangenheit. Davon war schon die Rede.

Doch nun müssen wir uns mit einer Tatsache beschäftigen, die ganz charakteristisch für den Menschen ist. Nicht nur die Einschätzung seiner eigenen Vergangenheit ist wichtig für ihn, sondern sein Befinden, im Guten wie im Schlechten, scheint *mehr* von seinen Erwartungen an die Zukunft als von Behagen oder Unbehagen in der Gegenwart abhängig zu sein. Der gesunde Mensch lebt zumindest *auch* immer in der Zukunft, ob er will oder nicht.

Dabei kann die Weite seiner Zukunftsperspektive durchaus verschieden sein, je nach seiner Befindlichkeit. Ist jemand entspannt und zufrieden, so mag er durchaus in der Fantasie auch in die Zukunft schweifen, um sich weitere angenehme Situationen und Erfolge vorzustellen. Steht jemand aber unter starker Belastung, so schrumpft seine Zeitperspektive. Seine Gedanken kreisen nur noch um seine momentane Lage und er kann sich aus dieser Einengung nicht befreien. Oder aber er bleibt auf bestimmte unglückselige Momente der Vergangenheit fixiert und kaut sie bei Grübeleien immer wieder durch. Die Zukunft schrumpft dann im Erleben zu einem furchterregenden schwarzen Loch zusammen, das nur Angst und Abwehr auslöst. In einem solchen Fall ist der Mensch meist schon seelisch erkrankt.

Nach unserer Beschäftigung mit der Gegenwart und der Vergangenheit müssen wir uns nun der Zukunft zuwenden, wenn der Krisenbewältigungsprozess vorankommen soll. Das ist aus mehreren Gründen notwendig:

- Einmal lebt der gesunde Mensch auch immer in der Zukunft: Er hat Wünsche, Hoffnungen, Ziele und Werte, die er realisieren will. Er macht Pläne und fasst Entschlüsse.
- Eine Hinwendung auf die Zukunft ist die unabdingbare Voraussetzung für ein Handeln, das positive Veränderungen im Leben bewirken soll.
- Nur durch Hinwendung auf Neues kann die unglückselige übermäßige Fixierung auf die Vergangenheit und auf unerfreuliche Aspekte der Gegenwart überwunden werden.

Drei Hindernisse beim Aufbau von Zukunftsperspektiven

Es gibt Zustände, die sich einer solchen Neuorientierung in den Weg stellen können. Wir müssen sie kennenlernen, um sie überwinden zu können.

Hinwendung zur Zukunft und Hindernisse dabei

Orientierungslosigkeit. Menschen, die orientierungslos geworden sind, haben zwar noch Wünsche, Pläne und Ziele, aber sie wissen nicht mehr, »wo es langgeht«. Manchmal erleben sie Strebungen, die sich scheinbar widersprechen. So mag jemand die Nähe einer bestimmten Person suchen und ihr Leben ganz eng mit dem seinen verbinden wollen, aber auf der anderen Seite verspürt er einen starken Wunsch nach Unabhängigkeit und nach Autonomie. Einmal steht die eine Tendenz mehr im Vordergrund seines Erlebens, dann, kurz darauf, wieder die andere. In anderen Fällen sind die Wünsche zwar relativ deutlich und einheitlich, aber es fehlt jedes Konzept für den Weg, der eingeschlagen werden muss, um sie erfüllen zu können. Alte Wege führen offensichtlich nicht mehr zum Ziel, und neue sind für den Betroffenen nicht in Sicht.
Entmutigung. Mut ist die Bereitschaft, sich auf eine vorbehaltlose Auseinandersetzung mit Problemen und mit anderen Menschen einzulassen. Bei etwaigen Schwierigkeiten und Misserfolgen wird bald der Schwerpunkt darauf gelegt, sie als normale Ereignisse in den eigenen Erwartungshorizont zu setzen und daraus zu lernen, um für zukünftige Auseinandersetzungen besser gewappnet zu sein. Entmutigung herrscht dann vor, wenn wir uns diese Auseinandersetzungen nicht mehr zutrauen. Eine solche innere Haltung entsteht dann, wenn wir irgendwelche Niederlagen erlitten haben. Wir haben zwar noch Ziele, die uns etwas wert sind, aber wir zweifeln, ob wir über die richtigen Mittel verfügen oder ob unsere Kräfte ausreichen, um sie einzusetzen. Wir bedauern unentwegt unsere prekäre Lage, aber beginnen nichts, was sie verändern könnte. Um unsere Tatenlosigkeit zu rechtfertigen, bauen wir ständig »Sicherungen« ein. Zuletzt verlangen wir, dass alles ganz optimal ist und überhaupt kein Risiko besteht, bevor wir auch nur das Geringste unternehmen. Doch all das ist recht durchsichtig. Es geht vor allem darum, keine neuen Niederlagen zu riskieren. Eine allgemeine Haltung des ewigen Zögerns droht sich auszubreiten, die mit starken Verstimmungen abwechselt. Das Ganze erfolgt aus einer tiefen Verunsicherung heraus, die überwunden werden muss.
Gefühl der Sinnlosigkeit. In der Orientierungslosigkeit und in der Entmutigung sind durchaus noch Wünsche, Werte und Ziele vorhanden. Man will etwas, aber man weiß nicht, wie man vorgehen soll oder traut es sich nicht mehr zu. Beim Gefühl der Sinnlosigkeit sind die Welt und das eigene Ich leer geworden. Wie kann es dazu kommen? Vieles von dem, was im normalen Alltag passiert, ist aufwändig, kräfteraubend und nicht sonderlich interessant. Wir stehen auf, quälen uns durch den Berufsverkehr, führen bei der Arbeit nichtssagende Gespräche und so geht es weiter. Wir halten das alles aus, weil viele triviale Tätigkeiten sozusagen dadurch »zusammengehalten« werden, dass sie kleine Schritte auf dem Weg zu großen Zielen sind, an denen unser Herz hängt. Wir führen Gespräche bei der Arbeit, weil wir einen besonderen Geschäftsabschluss tätigen wollen, der uns auf der Karriereleiter ein gutes Stück voranbringen wird. Das

lästige Stehen im Stau ist die Vorbedingung dafür, am Abend ein paar schöne Stunden mit der Familie verbringen zu können. Dadurch, dass es in einem größeren Zusammenhang steht, wird vieles erst erträglich. Wenn nun durch Lebensepisoden, wie dem Verlust eines geliebten Menschen, einem Fehlschlag bei beruflichen Ambitionen usw., die tragenden Pfeiler der Motivations- und Befriedigungssysteme wegfallen, so treten die Einzelelemente des normalen Tagesablaufs aus ihrer Ordnung und ihre Nichtigkeit schreit einem ins Gesicht. Zum Leid aufgrund der Verschlechterung der Lebensbedingungen kommt dann die Belastung durch die alltägliche Plackerei und die Kräfte schwinden immer mehr. Es gibt dann ganz wenige Anziehungspunkte, wenn überhaupt, aber viele ärgerliche oder bedrohliche Abstoßungspunkte:

- »Es ist alles zu viel.«
- »Das bedeutet mir nichts mehr.«
- »Es hat doch alles keinen Sinn.«

Das sind typische Sätze, die diese Haltung ausdrücken. Der Zugang zu den eigenen Bedürfnissen und positiven Werten ist verstellt und muss erst wieder freigemacht werden.

Doch zuvor noch eine Bemerkung: Es sieht so aus, als würden Menschen im Anschluss an einen erlittenen Sinnverlust, etwa im Rahmen einer Krise, ein weiteres Problem entwickeln, das ihnen selber nicht weniger Schwierigkeiten bereitet, aber auch anderen, die mit ihnen zu tun haben: Sie haben geradezu ein Übermaß an Sinnanspruch. Man denkt dabei an die kleine Geschichte von jenem Mann, der Obst wollte und darum Äpfel, Birnen, Kirschen und Pflaumen verschmähte. Denn er wollte nicht Äpfel, sondern Obst, nicht Birnen, sondern Obst. Menschen können auch in unserem Kontext derart töricht denken und handeln. Dann wollen sie nicht mit anderen zusammen sein, sondern den Sinn des Lebens vorher erfahren, nicht arbeiten, nicht entspannen oder genießen, sondern sie wollen Sinn, und zwar auf dem direkten Weg. Sie fordern zuerst eine abstrakte und allumfassende Formel, die ihnen erklärt, warum es sich lohnen würde, mit anderen zusammen zu sein, zu arbeiten, zu entspannen und zu genießen. Erst dann ließen sie mit sich reden und würden anfangen zu handeln. Doch das geht nicht. Menschen können Sinn nur auf indirektem Weg erfahren, durch Sinnerlebnisse, z. B. beim Lernen (»Jetzt weiß ich etwas, das ich gut gebrauchen kann.«), beim Reden, bei der Arbeit oder beim Ruhen. Aber irgendeine Formel allein vermag nicht zu tragen, wenn die entsprechenden konkreten Sinnerlebnisse nicht erfahren werden. Der Sinn des Lebens als abstrakte allumfassende Formel ist nicht lieferbar, Sinnfindung funktioniert nur über Handeln, Erleben und Darübernachdenken.

Frau Wagners neuer Weg in die Zukunft

Bedürfnisaktivierung

Wir konnten den krisenhaften Zustand Frau Wagners (siehe Patientenmaterial 9) sehr plausibel erklären durch Veränderungen, die sich in letzter Zeit in ihrem Leben ereignet haben. Dadurch wurden offensichtlich eine Anzahl wichtiger Bedürfnisse so stark frustriert, dass es zu dem seelischen Phänomen gekommen ist, das wir als Krise bezeichnet haben. Um eine neue und befriedigende Lebensperspektive aufzubauen, ist es zuerst unerlässlich, die wichtigsten eigenen Bedürfnisse noch einmal festzuhalten. Als Orientierung dabei diente Frau Wagner die Maslowsche Bedürfnishierarchie. Die drei grundlegenden Bedürfnisse sind: physiologische Bedürfnisse, Sicherheitsbedürfnis, Liebesbedürfnis. Dann folgen noch zwei weitere, sogenannte »höhere« Bedürfnisse: Das Bedürfnis nach Achtung und das Bedürfnis nach Selbstverwirklichung.

- **Achtung:** Man will geachtet werden von anderen Personen, aber auch von sich selber. Wir verlangen, dass wir für die eigenen Qualitäten und Leistungen von anderen anerkannt werden. Daraus leiten wir ein Gefühl der Selbstzufriedenheit ab, das eine große Rolle bei unserem seelischen Wohlbefinden spielt. Ohne die Aufmerksamkeit und Wertschätzung der Personen, die uns wichtig sind, halten wir es nicht lange aus. Allerdings bedeutet uns die Achtung anderer dann am meisten, wenn sie »verdient« ist, d. h. wenn wir etwas getan haben, was sie rechtfertigt.
- **Selbstverwirklichung:** Wir möchten in einer Lage sein, in der wir die eigenen Talente, Fähigkeiten und Vorlieben aktivieren und realisieren können. Dann, wenn allen anderen Bedürfnissen einigermaßen Genüge getan ist, entsteht der Wunsch, in einer Welt zu leben, die ein hohes Maß an Selbsterfüllung erlaubt und sogar fördert. Wir wollen dann immer mehr zu dem werden, der wir wirklich sind, und sehen darin den besten Garanten für seelische Gesundheit und persönliches Glück.

Im Patientenmaterial 9 ergab die Analyse von Frau Wagners wichtigsten Bedürfnissen Folgendes:

- Physiologische Bedürfnisse: Erholung und körperliches Wohlbefinden.
- Sicherheitsbedürfnis: Sicherheit in der Beziehung zum Mann.
- Liebesbedürfnis: Zuwendung durch den Mann, mehr Kontakt zu anderen Personen.
- Bedürfnis nach Achtung und Selbstachtung: das Gefühl wieder gebraucht zu werden; anderen wieder als kompetent und leistungsfähig zu erscheinen; Wiedergewinnung der Selbstachtung, vor allem dafür, dass sie ihr Leben wieder im Griff hat und das Gefühl hat ein selbst entscheidendes Subjekt zu sein
- Bedürfnis nach Selbstverwirklichung: wieder die Möglichkeiten haben, die eigenen Fähigkeiten und Erfahrungen zu nutzen; mit anderen zusammen etwas Nützliches tun, das möglichst auch noch Spaß macht; neue Erfahrungen machen, auch in zwischenmenschlicher Hinsicht.

Frau Wagners neuer Weg in die Zukunft

Frau Wagners Überlegungen dazu
Ihr fiel unmittelbar auf, dass die Befriedigung der einzelnen Bedürfnisse ein unterschiedliches Maß an günstigen Voraussetzungen und Vorbereitungen verlangte. Einiges konnte sie gleich anpacken und es schien ihr auch nicht so kompliziert wie anderes.
Kurzfristige Ziele. Als kurzfristige Perspektive für die nächsten Tage und Wochen suchte sie Folgendes aus: Einmal konnte sie versuchen, ihr körperliches Wohlbefinden zu verbessern. Ein Teil ihrer Gereiztheit und Müdigkeit, die abwechselnd auftraten, hatte sich schon in ihrer »Auszeit« gelegt. Nun würde sie regelmäßig Entspannungsübungen durchführen, weiter viel an die frische Luft gehen und die intensive Pflege ihrer Person und ihres Aussehens, die sie etwas vernachlässigt hatte, wieder aufnehmen. Sie beschloss auch, vor dem Umzug ihre persönlichen Sachen zu sichten, einiges auszusortieren und die eine oder andere Sache neu anzuschaffen. Auch um Haushaltsgegenstände wollte sie sich kümmern, mit derselben Zielsetzung.

Innerlich hatte sie einen heldenhaften Entschluss gefasst. Man kann nicht behaupten, dass sie ihren Frieden mit den Veränderungen in ihrem Leben gemacht hatte. Sie spürte noch immer ganz deutlich die Lücke, die sie hinterlassen hatten, und die Zukunftsunsicherheit, die dadurch entstanden war. Aber sie akzeptierte sie als endgültig, so schmerzhaft das für sie auch sein mochte. Das war keine Resignation, sondern sie fügte sich in eine Notwendigkeit und hatte darüber hinaus ja auch noch etwas vor. Zu den kurzfristigen Zielsetzungen sollte es also auch gehören, den Umzug zu organisieren und anzufangen, sich um die neue Wohnung zu kümmern. Sie nahm sich auch vor, bei einer günstigen Gelegenheit ein vorsichtiges, aber doch ernsthaftes Gespräch mit ihrem Mann zu führen. Sie hatte vor, ihm ausführlicher über ihre Schwierigkeiten zu erzählen. Daneben wollte sie Organisatorisches besprechen, aber vor allem ihn auch danach fragen, wie er zu ihr stünde. Er war in letzter Zeit öfter verreist gewesen, weil er noch alte geschäftliche Angelegenheiten abwickeln musste. Sie wollte ihm gegenüber ihr Bedürfnis ausdrücken, mehr mit ihm zusammen zu sein und ihm einige konkrete Vorschläge zu kurzfristigen gemeinsamen Aktivitäten machen.
Längerfristige Ziele. Gleichzeitig hatte Frau Wagner vor, mit Vorbereitungen für die Realisierung längerfristiger Ziele zu beginnen. Da war einmal ihr Bedürfnis nach mehr Menschen. In ihrem bisherigen, sehr eingeschränkten Bekanntenkreis gab es zwei Damen, zu denen sie auch kurzfristig den Kontakt wiederherstellen konnte, ohne zu wissen, ob sich daraus eine längerfristige Freundschaft ergeben würde. Vor allem aber wollte sie neue Menschen kennenlernen, auch um ihren eigenen Horizont zu erweitern. Doch sie hatte in den letzten Jahren sehr zurückgezogen gelebt und fast nur zusammen mit ihrem Mann geschäftliche Beziehungen gepflegt. Einiges würde sie richtiggehend üben müssen, dachte sie, wie auf fremde Menschen zugehen und erst einmal Smalltalk

Frau Wagners neuer Weg in die Zukunft

zu praktizieren, etwas, was ihr immer höchst überflüssig vorgekommen war. Sie wollte auch später mit ihrem Mann zusammen überlegen, was beide in gesellschaftlicher Hinsicht aufbauen könnten. Aber sie hatte aus all dem etwas gelernt. Sie war fest entschlossen, sich nicht wieder total auf seine Initiative zu verlassen und sich alles, was sie betraf, nur wieder mit ihm zusammen vorzustellen. Kontakte lassen sich vor allem auch über gemeinsame Aktivitäten und Interessen herstellen. Dieser Bereich war bei ihr eher spärlich besetzt. Aber sie nahm sich vor, nun mit offenen Augen durchs Leben zu gehen, um festzustellen, ob sie sich nicht doch für das eine oder andere interessieren konnte.

Dann war ja da noch das schwierigste Kapitel, die Frage nach einem nützlichen und sinnerfüllten Leben. Auf dem Hintergrund ihrer ganzen Persönlichkeit war die Vorstellung, zufrieden und ausgefüllt zu sein, schwer von der Verbindung mit Arbeit und Leistung zu trennen. Doch in diesem Bereich war nicht gleich eine befriedigende Lösung zu finden, auch dann nicht, wenn sie länger darüber nachdachte. Sich ohne Vorbereitung Hals über Kopf in irgendein Abenteuer zu stürzen, das war nicht ihre Sache. Ihre Phantasie reichte momentan auch nicht aus, um sich vorzustellen, worin ein solches Abenteuer überhaupt bestehen könnte. Das ist eine längerfristige Angelegenheit, befand Frau Wagner. Dafür musste sie Entwicklungen, außen wie innen, abwarten. Aber aus den Augen verlieren wollte sie das auf keinen Fall. Vor allem nahm sie sich vor, sich nicht mehr zu verkriechen und wieder mitten ins Leben zu gehen. Sie wollte auch vermehrt auf die Art achten, wie sie sich anderen gegenüber darstellte. Kein Protzen und kein Angebertum, aber auch nicht die graue Maus spielen und eine überzogene Bescheidenheit an den Tag legen. Anderen gegenüber klar Position beziehen und auch einmal fest auftreten, sollte es nötig sein.

Diese innere Arbeit der Frau Wagner zur Entwicklung einer neuen Lebensperspektive wurde hier etwas verkürzt dargestellt. Niemand kann das sozusagen auf Kommando durchziehen, vielmehr ist ein allmählicher Prozess der Umorientierung und der Selbstfindung nötig, der sich über Tage bis Monate erstrecken kann.

Beginnen Sie Ihre Überlegungen dazu möglichst mit kurzfristigen Zielen, für die die Bedingungen im Großen und Ganzen jetzt schon recht günstig sind. Prüfen Sie immer, wie realistisch einzelne Zielsetzungen sind, von den Umweltbedingungen her, aber auch im Licht Ihrer eigenen Möglichkeiten. Ihre neue Perspektive kann auch wichtige Lernschritte enthalten, wenn Sie sich etwas Neues aneignen müssen, um ein Ziel zu realisieren. Fangen Sie möglichst bald an, am besten gleich. Denn auch wenn Ihnen der Anfang noch so bescheiden vorkommt, Sie haben auf jeden Fall das gute Gefühl, dass etwas in Gang gekommen ist.

Frau Wagners neuer Weg in die Zukunft

Erinnerungs- und Motivationshilfen

Frau Wagner fand Folgendes sehr hilfreich: Für wichtige Teile ihres neuen Lebensplans hatte sie sich »Symbole« ausgesucht, die sie immer wieder an ihre Pläne erinnern und dafür motivieren sollten, wenn sie ihnen begegnete. Eine schöne große Grünpflanze, die schon sehr alt war, aber die noch immer neue Triebe bekam, bedeutete für sie: Auch in dem Alter ist ein Neubeginn in vielen Dingen noch möglich, auch du kannst dich entwickeln und wachsen. Sie erinnerte sich daran, dass sie vor zwei Wochen einmal auf einer Bank im Park saß, sehr niedergeschlagen war und sich sehr allein fühlte. Dieses Bild, sie auf der Bank, ganz allein, wurde zu einer Art Symbol für Einsamkeit. Ich will nicht auf der Bank enden, sagte sie sich und nahm sich vor, so etwas um jeden Preis zu vermeiden. Sie musste aktiv werden, Menschen kennenlernen, etwas auf die Beine stellen, das sie als das Ihrige ansah und so das Leben wieder als Herausforderung annehmen. Das war sie sich, aber auch ihrem Vater und ihrem Mann schuldig.

Zu ihrem Mann fiel ihr öfter ein Wort ein, das sie erleichterte und manchmal auch verschmitzt lächeln ließ: Madagaskar. Er hatte einmal viel Geld in die Aufzucht von madegassischen Edelputen investiert und war trotz seines unfehlbaren Riechers für Geschäfte, von dem er schwärmte, dabei furchtbar auf die Nase gefallen. Alles weg. Wenn sie wieder einmal Gefahr lief, ihn zu idealisieren und sich ihm ganz unterzuordnen, so dachte sie einfach: Madagaskar. Auch du bist nur ein Mensch, so wie ich. Sie fand im Lauf der Zeit noch mehrere Vorkommnisse, die doch sehr an »Madagaskar« erinnerten, und bekam dabei nicht einmal ein schlechtes Gewissen.

Eine eigene Zukunftsperspektive aufbauen

Voraussetzungen für eine neue Zukunftsperspektive

Wenn jemand für sich selbst eine neue Zukunftsperspektive aufbauen will oder zumindest überprüfen will, welche Vorstellungen er bezüglich der Zukunft hat, so muss er dabei eine Reihe von Voraussetzungen berücksichtigen. Eine Perspektive muss, um motivierend und tragfähig zu sein, folgende Merkmale haben:

- Sie muss auf persönlichen Bedürfnissen und Werten begründet sein.
- Sie muss realistisch sein, d.h. der Leistungsfähigkeit und den speziellen Fertigkeiten der Betroffenen sowie den Ressourcen ihrer Umwelt Rechnung tragen.
- Sie muss aufgegliedert sein nach kurzfristigen, mittelfristigen und langfristigen Zielen.
- Die einzelnen Ziele müssen innerlich präsent sein, d.h. wir müssen uns ausreichend damit befassen, damit unsere Wünsche am Leben bleiben. Auf die Art können sie uns weiter motivieren und uns Kraft geben.
- Mit den Zielen sind ausreichend viele positive Gefühle verbunden, damit man sich mit ihnen identifizieren kann.
- Die einzelnen Ziele für die Zukunft sollten ausgewogen sein, d.h. der Mensch sollte nicht alles »auf eine Karte«, z.B. den Beruf, setzen.
- Es sollte eine vernünftige Mischung von Anstrengung und Entspannung vorgesehen sein.
- Das Erreichen der einzelnen Ziele sollte so wenig wie möglich davon abhängen, dass »das Glück auf unserer Seite steht«, dass »die anderen mitziehen« usw.
- Die ersten Schritte müssen so gewählt sein, dass sie gleich angegangen werden können.

Die eigene Zukunftsperspektive aufbauen

Halten Sie nun die eigenen Bedürfnisse für die Zukunft fest. Notieren Sie, welche Bedürfnisse für Sie in Ihrer aktuellen Lebensphase im Vordergrund stehen:

- Physiologische Bedürfnisse

(Beispiele: sich bewusst pflegen / sich etwas gönnen, ausgewogen ernähren, aktivierende Tätigkeiten wie Sport, Spazieren, Auszeiten für Ruhe und Schonung, Entspannungsübungen …)

....

....

....

Eine eigene Zukunftsperspektive aufbauen

▶ Sicherheitsbedürfnisse

(Beispiele: sich vergegenwärtigen, was sicher ist und was zur eigenen Stabilisierung helfen könnte, soziale Unterstützung und Netzwerke aktivieren, Gesundheitsvorsorge, Wohnumfeld, finanzielle Sicherheit …)

………………………………………………………………………………………………

………………………………………………………………………………………………

………………………………………………………………………………………………

▶ Bedürfnisse nach Zugehörigkeit, Freundschaft und Liebe

(Beispiele: soziale Interaktionen suchen, Veranstaltungen, Beitritt zu regelmäßigen Interessengemeinschaften, alte Kontakte wieder aktivieren, pflegen. Gedanken und Gefühle austauschen …)

………………………………………………………………………………………………

………………………………………………………………………………………………

………………………………………………………………………………………………

▶ Bedürfnis nach Achtung und Selbstachtung

(Beispiele: andere unterstützen, eigene Erfolge und Fähigkeiten bewusst anerkennen, anstatt darüber hinweg zu gehen, Erfolge anderer anerkennen, Dankbarkeit sich und anderen gegenüber zeigen, Feedback einholen, Ehrenamt, systematisch Tagebuch der Erfolge anlegen: »Ich wertschätze heute an mir …«)

………………………………………………………………………………………………

………………………………………………………………………………………………

………………………………………………………………………………………………

Eine eigene Zukunftsperspektive aufbauen

▶ Bedürfnis nach Selbstverwirklichung

(Beispiele: frühere Hobbys wieder aufleben lassen, neue kreative Aktivitäten suchen, sich entwickeln und Potenziale ausschöpfen durch Lernen von Sprachen, Tanzen, Musik o. a., Volkshochschule, Weiterbildungen, neue Herausforderungen und Aufgaben, sich eigene Handlungsräume suchen …)

....

....

....

Meine Perspektive für die nächste Zeit, die auf meine oben notierten Bedürfnisse aufbaut, könnte diese Ziele umfassen:

Kurzfristig

....

....

....

Mittelfristig

....

....

....

Langfristig

....

....

....

Meine weiteren Überlegungen dazu: Was fällt mir zu diesen kurz-, mittel- und langfristigen Zielen und zu meiner Zukunft insgesamt noch ein?

....

....

....

8 Modul 7: Wollen und Planen

8.1 Einleitung für Therapeuten

Ausgangslage

Rawls (1971) ist der Ansicht, dass ein Mensch und seine Identität sich vor allem auffassen lassen als ein Leben, das intentional gestaltet und insofern auch nach einem Plan gelebt wird.

Lebensentwürfe. Die individuellen Lebens- und Selbstentwürfe, die dem zugrunde liegen, bestimmen »... als regulative Hintergrundbedingungen unsere Präferenzen, Entscheidungen und Zukunftsperspektive ...« (Brandstädter, 2007, S. 24). Auf die Art werden, auch als Ergebnis von krisenhaften Umbrüchen, mehrmals im Leben persönliche Projekte entwickelt, die dann wieder ein Gerüst für den nächsten Lebensabschnitt liefern.

Wille. Wenn es darum geht, sich an die Realisierung persönlicher Projekte zu machen, ist der Einsatz des bewussten Willens unverzichtbar. Mit dem Begriff »Wille« werden zentrale interne Steuerungsprozesse beschrieben. Während Gewohnheiten und anreizorientiertes Verhalten durch entsprechende externe Reize ausgelöst werden, nennt man gerade solche Handlungen willentlich, die vom handelnden »Selbst« herbeigeführt werden (Kuhl, 2024).

Der Ort, wo der bewusste Wille »gespeichert ist«, ist das »Absichtsgedächtnis« oder auch »Intentionsgedächtnis«. Komplizierte Absichten oder Vorsätze werden in einem speziellen Gedächtnissystem untergebracht, damit sie nicht verloren gehen oder von konkurrierenden Handlungstendenzen verdrängt werden. Dieses Intentionsgedächtnis ist von dem Kurzzeit- oder Arbeitsgedächtnis zu unterscheiden, weil es nicht sensorische, sondern handlungsbezogene Informationen speichert. Es enthält auch eine Hemmungskomponente, die gewährleistet, dass die voreilige Ausführung von Absichten verhindert wird (Kuhl & Kazen, 1997; Ainslie, 2020).

Struktur von Vorsätzen. Vorsätze oder Durchführungsintentionen, die im Absichtsgedächtnis gespeichert sind, sind Pläne, die die Realisierung unserer Ziele unterstützen. Sie haben die Struktur: »Wenn Situation X eintritt, dann will ich Verhalten Y ausführen!« Sie werden deshalb auch als Wenn-dann-Pläne bezeichnet. Ein solcher Vorsatz ist z. B.: »Wenn ich eine schwierige Arbeit beginnen soll, dann überlege ich mir, womit ich mir eine kleine Freude machen kann, wenn sie fertig ist.«

Wir können uns auch vornehmen, unter bestimmten Bedingungen bestimmte Gefühle zu verspüren. Es gibt empirische Belege, die zeigen, dass solche Effekte eintreten können.

Subpressionsvorsätze sind solche, bei denen ich mir vornehme, ein bestimmtes Verhalten unter bestimmten Bedingungen *nicht* zu zeigen oder ein bestimmtes Gefühl nicht aufkommen zu lassen. Ihre Struktur ist: »Wenn Situation X eintritt, dann will ich Y nicht ausführen oder verspüren.« Zum Beispiel: »Wenn mich jemand kritisiert, dann will ich nicht gleich zurückschießen oder mich rechtfertigen«, oder: »Wenn jemand mich kritisiert, dann will ich mich unter keinen Umständen darüber ärgern«. Achtziger und Gollwitzer (2010) konnten die Wirksamkeit solcher Vorsätze gut belegen.

Willensbahnung. Darunter ist die Tatsache zu verstehen, dass positive Gefühle uns dabei helfen, das, was wir uns vorgenommen haben, auch tatsächlich umzusetzen. Das geschieht dadurch, dass sie offensichtlich den Inhalt des Absichtsgedächtnisses mit den Systemen verknüpfen, die das Handeln steuern. Voraussetzung dafür ist allerdings, dass das Absichtsgedächtnis vorher »geladen« wurde, d. h. dass die entsprechenden Vorsätze auch wirklich gefasst und gespeichert wurden. Es gilt also zu lernen, die Ausführung seiner Vorsätze dadurch zu bahnen, dass man im richtigen Moment ein positives Gefühl aktiviert (Kuhl, 2001). So kann z. B. die Realisierung des Vorsatzes »Wenn es Punkt drei Uhr geschlagen hat, dann setze ich mich an den Schreibtisch und fange gleich an zu arbeiten.« dadurch gefördert werden, dass ich mir zwei Minuten vor drei vorstelle, welche angenehmen Gefühle mich nach der Arbeit überkommen werden, wenn ich weiß: »Ich habe es geschafft.« (Hoffmann & Hofmann, 2025).

Pläne. Wer sich Ziele setzt, versucht sich gleichzeitig vorzustellen, wie sie zu realisieren sind. Diese Vorstellungen sind erste rudimentäre Pläne, die dem Verhalten auf dem Weg zum Ziel zugrunde liegen sollen. Wenn eine längere Kette von Handlungen verlässlich gesteuert und stabilisiert werden muss, dann sollten die Pläne differenziert, verfeinert und störungsresistenter gestaltet werden. Auf die Art entsteht ein inneres Modell der auszuführenden Handlungen auf dem Weg zum Ziel. Wenn Pläne effizientes Handeln ermöglichen sollen, dann müssen sie eine Reihe von Kriterien erfüllen:

- Sie sollen realistisch sein. Sie dürfen nichts vom Handelnden verlangen, was er nicht ausreichend beherrscht, und sie müssen den äußeren Bedingungen, unter denen gehandelt wird, Rechnung tragen.
- Sie sollen nicht komplizierter sein, als es unbedingt notwendig ist.
- Sie sollen handlungsbezogen sein. Sie müssen die konkret auszuführenden Handlungen angeben. Sind sie in dieser Hinsicht unterentwickelt, so kommt es lediglich zu einem wilden Herumprobieren.
- Sie sollen sowohl stabil als auch flexibel sein. Sie dürfen nicht bei der geringsten Schwierigkeit zusammenbrechen (Stabilität), sollen aber bei massiven Widerständen so flexibel sein, dass teilweise »umgeplant« werden kann. Wenn ich plane, für meine Gesundheit Sport zu treiben, z. B. zu schwimmen, dann gebe ich nicht auf, wenn die nächstgelegene Badeanstalt geschlossen ist, sondern ich suche zeitweilig eine entferntere auf. Wenn ich mich erkältet habe und nicht ins Wasser soll, dann steige ich eben auf den Hometrainer.

- Sie sollen strukturiert sein und Teilziele enthalten, deren Erreichung an sich schon als Verstärkung erlebt wird.
- Sie sollen dem Erreichen von Zielen dienen, die ausreichend genug im Wertesystem des Handelnden verankert sind.
- Sie sollen mit einer ausreichend intensiven Selbstverpflichtung des Betroffenen durchgeführt werden.
- Sie sollen eine »Ausstiegsklausel« enthalten: Wenn es sich zeigt, dass sie nicht zum Ziel führen, so soll der Betroffene in der Lage sein, abzubrechen.

Info

Planungen sind also Handlungsvorausorganisationen. Das Gesamtziel wird zuerst ermittelt, dann werden Teilziele abgeleitet und anschließend zielführende Handlungssequenzen erstellt. Der entstandene Entwurf wird dann innerlich erprobt. Stellt er sich nicht als zielführend heraus, dann wird er verworfen. Ein neuer Plan wird entworfen und innerlich erprobt, solange bis er als effektiv genug beurteilt wird.

Pläne sind besonders wichtig gerade in Krisen- und Überforderungssituationen. Aber häufig schrecken die Patienten gerade dann vor dem Planen zurück. Das liegt daran, dass ihnen die Bewältigung ihrer Lebensanforderungen so schwierig und ihre Probleme so unüberwindlich erscheinen. Planen zu wollen, befürchten sie, würde ihnen dies noch mehr verdeutlichen. Machen sie überhaupt Pläne, dann werden diese nur sehr unscharf formuliert und das führt ihnen ihre Hilflosigkeit umso mehr vor Augen. Häufig sind sie auch so überschwemmt von Gefühlen der Angst und der Unsicherheit oder zweifeln so an den Möglichkeiten, dass ihnen »kognitive Arbeit« tatsächlich schwerfällt. Sie sind dann kaum noch in der Lage, allein zu strukturieren, und benötigen dazu unbedingt die Hilfe von Therapeuten.

8.2 Veränderungsziele und Patientenmaterial

Ziel ist es, den Patienten wichtige Operationen der volitionalen Verhaltenssteuerung wie Entschlüsse, Vorsätze und Planung zu verdeutlichen und sie darin zu üben. Dazu stellen wir das folgende Material zur Verfügung:

- Arbeitsblatt 21: Wollen
- Arbeitsblatt 22: Was heißt Planung: ein Beispiel
- Arbeitsblatt 23: Eigene Planung

Wollen

Eine emotionale Krise ist eine Art Alarmreaktion. Es sind Dinge passiert, die uns irgendwie aus der Bahn geworfen haben, und die bisherige Routine reicht nicht mehr aus, um die Situation zu bewältigen. Die starken emotionalen Reaktionen unterbrechen dann auch die gewohnten Abläufe und beschwören zwei entgegengesetzte, aber gleich gravierende Gefahren herauf. Die eine hat mit Stillstand zu tun. Das Leben stagniert und Unsicherheit macht sich breit. Man sitzt fest und unternimmt kaum noch etwas, was die Lage zum Positiven verändern könnte. Die andere Gefahr resultiert aus einem wilden Aktionismus, in der unkoordinierte, sich oft widersprechende Handlungen erfolgen. Sie sind zwar von großen Gefühlen getragen, führen aber zu keinem verlässlichen Ergebnis. Wir wollen einen zum Ziel führenden Mittelweg weitergehen. Dazu sind wir auf die Funktion angewiesen, die in der Alltagssprache »unser Wille« heißt.

Willenserlebnisse

Willenserlebnisse treten dann auf, wenn Sie ein Ziel erreichen möchten, und dabei Hindernisse und Widerstände überwinden müssen. Wenn jemand sich sagt: »Ich möchte unbedingt abnehmen«, so hat er ein oder mehrere Motive dafür, wie gesünder leben, besser aussehen, jemandem gefallen und Ähnliches mehr. Aber wenn Sie nicht ganz naiv an die Sache herangehen, so wissen Sie: »Ich werde mit vielen alltäglichen Situationen konfrontiert werden, wo ich mich um meines Zieles willen für etwas entscheiden muss, was mir in dem Moment gar nicht passt. Ich muss das Frühstück reduzieren, auf Kuchen verzichten, bei der Freundin, die immer so viel auftischt, nein sagen usw.« Sie werden sich also oftmals richtig anstrengen, Versuchungen widerstehen und sich selbst überwinden müssen, wenn Sie Ihrem Vorsatz treu bleiben wollen.

Wollen setzt sich aus zwei Hauptteilen zusammen. Zum einen geht es um eine Entscheidung, einen bestimmten Weg einzuschlagen und zweitens um die Anstrengung, die ich aufbringen muss, wenn sich mir Hindernisse in den Weg stellen. In diesem Zusammenhang müssen auch ein paar Bemerkungen zum Begriff der Entscheidung gemacht werden.

Entscheidungen und Entschlüsse

Bevor wir uns entscheiden, machen wir uns in der Regel Gedanken darüber, was unter den gegebenen Umständen das Beste für uns ist. Wir bewerten die einzelnen Möglichkeiten und suchen die geeignetsten aus. So gesehen scheint es relativ einfach zu sein, sich zu entscheiden. Können Sie das aus Ihrer Vergangenheit und Gegenwart bestätigen? Nein, sicher nicht. Sie werden zugeben, dass es oft sehr schwierig ist, sich zu entscheiden. Das scheint deshalb der Fall zu sein, weil es dabei eine Reihe von typischen Fallen gibt. Die wichtigsten sind:

Wollen

- Wir definieren unser Ziel nicht klar genug.
- Wir wollen uns immer noch mehr absichern und ziehen eine Entscheidung endlos hinaus, statt uns damit abzufinden, dass wir uns nie ganz absichern können.
- Wir suchen nach einer Möglichkeit, die nur Vorteile und keinen einzigen Nachteil hat. So etwas gibt es so gut wie nie im Leben.
- Wir treffen Entscheidungen nur halbherzig und stehen nicht voll dahinter. Das führt u. a. dazu, dass, sobald wir uns festgelegt haben, wieder tausend Zweifel auftreten.
- Wir haben uns zwar scheinbar entschieden, aber dabei bleibt es dann auch. Es folgen keine Taten, vor allem nicht der erste Schritt.
  In den vielen Fällen müssen wir damit leben, dass Entscheidungen mit Unsicherheiten, Unbestimmtheiten, Unvorhersehbarkeiten und Wagnissen verbunden sind. Wir brauchen eine gewisse Unsicherheitstoleranz und Risikobereitschaft (Mut), um Entscheidungen abzuschließen und so ihren zögerlichen und energiezehrenden Charakter zu nehmen.

Deshalb haben wir nur dann eine solide Basis für unser weiteres Handeln, wenn wir feste Entschlüsse fassen. Ein Entschluss lässt sich wiedergeben mit einem Satz, der beginnt mit den Worten: »Ich will wirklich …« Im Folgenden wollen wir ein kleines Training zum Entschlussfassen durchführen. Ergänzen Sie bitte die folgenden Sätze – aber nur mit Inhalten, zu denen Sie dann auch hundertprozentig stehen und zu denen Sie sich selbst verpflichten.

An meiner Arbeitsstelle will ich wirklich …

....

....

....

Nächstes Wochenende will ich wirklich …

....

....

....

Wollen

In den nächsten Ferien will ich wirklich …

………

………

………

Der / Dem A (………………) sage ich bei der nächsten Gelegenheit: »Ich will wirklich …

………

………

………

Der / Dem B (………………) sage ich bei der nächsten Gelegenheit: »Ich will wirklich …

………

………

………

Dem / Der C (………………) sage ich bei der nächsten Gelegenheit: »Ich will wirklich …

………

………

………

In meiner Wohnung will ich wirklich …

………

………

………

Was meine Finanzen anbelangt, will ich wirklich …

………

………

………

Wollen

Die beste Übung für Sie: Sagen Sie jeden Tag mindestens dreimal »Ich will wirklich …«, aber nur dann, wenn Sie auch wirklich wollen. Es energetisiert Ihr Vorhaben, schafft damit eine höhere innere Bindung zum Ziel, um es in Handlungen leichter umzusetzen und zu erreichen.

Vorsätze fassen

Jetzt haben Sie trainiert, Entscheidungen zu treffen und sich neue Ziele zu setzen. Um zu gewährleisten, dass Sie diese Ziele auch wirklich erreichen, müssen Sie lernen, konkrete Vorsätze zu bilden. Vorsätze haben die Struktur: »Wenn die Situation X eintritt, dann will ich das Verhalten Y zeigen« oder: »…, dann will ich mit dem Gefühl Y reagieren«. Eine andere Form von Vorsätzen lautet: »Wenn die Situation X eintritt, dann will ich Y nicht zeigen« oder »…, dann will ich nicht mit Gefühl Y reagieren«.

Wir geben Ihnen ein Beispiel: Wenn Sie das Ziel gebildet haben: »Ich will wirklich zu einem besseren Klima an meiner Arbeitsstelle beitragen«, dann können Sie z. B. folgende Vorsätze bilden: »Wenn mich einer meiner Mitarbeiter begrüßt, dann will ich ganz freundlich zurückgrüßen und mich, wenn möglich, kurz mit ihm unterhalten.« Sie können auch den Vorsatz bilden: »Wenn mich einer meiner Mitarbeiter freundlich begrüßt, dann will ich mich wirklich darüber freuen, weil es keine Selbstverständlichkeit ist.« Ergänzend dazu können Sie auch den Vorsatz bilden: »Wenn ich mich bei der Arbeit bei etwas übergangen fühle, dann will ich nicht gleich ärgerlich reagieren und den Entsprechenden zur Rede stellen.« Und: »Wenn ich mich bei etwas übergangen fühle, dann will ich mich nicht groß aufregen, sondern beobachten, wie sich die Situation weiterentwickelt.«

Im Vorsatz wird der kritische Moment vor dem Eintreten der schwierigen Situation gespeichert und gleichzeitig verknüpft mit der passenden Handlung. So kann das hilfreiche Verhalten automatisch ausgelöst werden.

Überlegen Sie nun, bei jedem neuen Ziel, das Sie für sich aufstellen, welche Vorsätze dazu passen.

Ziel A:

....

....

....

Wollen

Ziel B:

....

....

....

Ziel C:

....

....

....

Wichtig

Unsere Vorsätze werden in einem besonderen Gedächtnis gespeichert.

Laden Sie also Ihr »Absichtsgedächtnis« mit hilfreichen Vorsätzen und vergegenwärtigen Sie sich von Zeit zu Zeit die wichtigsten Elemente daraus.

Die Forschung hat übrigens gezeigt, dass die Ausführung von Vorsätzen dadurch gefördert wird, dass Sie kurz vor dem Handeln ein positives Gefühl in sich hervorrufen. Wenn Sie sich also bei einer Besprechung an Ihren Vorsatz erinnern, nicht gleich loszupoltern, wenn Ihnen eine Sache nicht gefällt, dann können Sie sich das Gefühl des Stolzes vorstellen, das Sie am Abend verspüren werden, wenn Sie Ihren Richtlinien treu geblieben sind. Oder Sie denken sich: »Wenn es mir gelingt, den ganzen Tag ruhig zu bleiben, dann werde ich mir am Abend ein gutes Glas Wein gönnen«, und Sie freuen sich im Voraus darauf.

AB 22 • P

Was heißt Planung: ein Beispiel

»Ja, mach nur einen Plan, sei nur ein großes Licht! Und mach dann noch 'nen zweiten Plan, geh'n tun sie beide nicht«, lässt Brecht den Bettlerkönig in der Drei-Groschen-Oper spotten. Er ist nicht der Einzige, der Vorurteile gegen alles hat, was mit Planen zusammenhängt. Die beliebtesten sind: Pläne sind überflüssig, weil alles meist doch anders kommt, und dann war alles Planen umsonst. Pläne legen einen fest und ersticken dadurch jegliche Kreativität. Wenn wir »spontan« handeln, folgen wir mehr unseren Gefühlen, Pläne sind letztlich bloß eine Sache des Verstandes. Ein »verplantes« Leben ist ein entfremdetes Leben. Planen heißt, den Gegebenheiten Rechnung tragen, d. h. letztlich sich immer wieder nur anzupassen.

Doch bevor wir, jenseits aller Vorurteile, den positiven Stellenwert von Plänen untersuchen, sollten wir erst einmal festhalten, was darunter zu verstehen ist. 8

Info

Pläne dienen zur Festlegung der zeitlichen Abfolge von Handlungen. Sie geben Antwort auf die sogenannten »W-Fragen«:

- Was soll geschehen? Durch Pläne werden die Ziele festgelegt, die man erreichen will.
- Wie soll es geschehen? Pläne machen Angaben darüber, welche Handlungen am besten geeignet sind, um die Ziele zu erreichen.
- Wann soll etwas geschehen? Pläne sollen darüber Auskunft geben, wann der günstigste Zeitpunkt für die Ausführung der einzelnen Handlungen ist.
- Wo soll etwas geschehen? Pläne sollen angeben, in welchen Situationen die Bedingungen am günstigsten sind, um die Ziele zu erreichen.

So definiert und vorurteilslos betrachtet, ist Planen untrennbar mit allem Lebendigen verbunden. Vernünftig zu planen, bringt eine Reihe von entscheidenden Vorteilen mit sich:

- Pläne helfen uns, unser alltägliches Verhalten in einen sinnvollen Zusammenhang mit unseren Lebenszielen zu bringen. Viele unserer Tätigkeiten sind mühsam und uninteressant, ja oft ausgesprochen unangenehm. Ein Musterbeispiel dafür ist das Zusammensuchen von Ausgabenquittungen des letzten Jahres. Wenn wir aber ein wichtiges Ziel haben, z. B. uns viele Belastungen vom Hals zu schaffen, um wieder ein befreites und produktives Leben zu führen, so bekommt die Tätigkeit »Belege suchen« einen klaren Stellenwert. Das Oberziel ist dann ein schönes Leben führen zu können, ein Teilziel ist, sich Unerledigtes vom Hals schaffen, wie z. B. die Steuererklärung, und ein wichtiges Zwischenziel auf dem Weg ist das Belegesuchen. Auf die Art bekommt das, was auf den ersten Blick nur mühsam ist, einen Sinn, aber nur dann, wenn es Teil eines Planes ist, um ein wichtiges Ziel zu erreichen.

- Pläne haben einen entlastenden Charakter. Besonders in schweren Zeiten wie in Krisenzeiten geben uns Pläne, die wir gemacht haben, eine innere Struktur, an der wir uns festhalten können, und dadurch mehr Selbstvertrauen. Sie dienen auch dazu, unser Gedächtnis zu entlasten. Was wir einmal festgelegt haben, müssen wir nicht ständig neu überdenken.
- Pläne stützen uns dadurch, dass sie einen verpflichtenden Charakter haben. Wenn wir einen Plan gemacht haben, um ein Ziel zu erreichen, sind wir uns gegenüber dadurch selbst im Wort. Wir können uns darauf berufen und auf die Art besser Schwierigkeiten und Phasen der Unlust überwinden. Wenn wir unsere Pläne anderen Menschen mitteilen, so haben wir uns auch ihnen gegenüber festgelegt. Auch dadurch können unsere Bemühungen ausdauernder und stabiler werden.
- Wenn wir Pläne schmieden, beziehen wir uns auf die Zukunft. Dadurch wird es möglich, die einseitige Fixierung auf eine problemreiche Vergangenheit und auf eine nicht zufriedenstellende Gegenwart aufzubrechen. Ein Leben, das erstarrt zu sein schien, gerät wieder Bewegung.

Beispiel eines Planes: Frau Wagner will sich etwas Gutes tun

Bei dem Versuch, ihre aktuellen Bedürfnisse festzuhalten, hatte Frau Wagner (s. Arbeitsblatt 10) den Wunsch nach Erholung und körperlichem Wohlbefinden als einen der grundlegendsten festgestellt. Nun ging sie folgendermaßen vor: Frau Wagner, die ihr Leben lang eigene Bedürfnisse nur dann so richtig gelten ließ und bereit war ihnen nachzugehen, wenn sie ihr einen hohen Sinn zu haben schienen, stellte diese Überlegungen an: Es geht mir dabei nicht um eine egoistische Nabelschau oder darum, mich bloß zu verwöhnen, sondern ich will dadurch etwas erreichen. Je wohler und fitter ich mich körperlich fühle, desto bester wird meine Stimmung und desto schneller komme ich wieder zu Kräften. Das wird mich in die Lage versetzen, längerfristige und schwierige Dinge anzupacken, die notwendig sind, um mein Leben und das meines Mannes wieder in Ordnung zu bringen. Dadurch, dass ich mich wieder intensiver um mich und um meinen Körper kümmere, komme ich mir selber wieder näher – auch ein Fortschritt, der mich weiter motiviert. (Wenn für Sie körperliches Wohlbefinden allein schon wert ist, sich dafür einzusetzen, so ist das wahrlich kein Fehler!)

Was heißt Planung: ein Beispiel

Damit war die Frage, was geschehen sollte, geklärt. Als Nächstes musste geklärt werden: Wie soll es geschehen? Sie listete eine ganze Anzahl von Möglichkeiten auf, zuerst ohne sie zu werten oder kritisch zu beurteilen. Es waren: Spazierengehen, Joggen, Anschaffen eines Hometrainers, Gymnastik zu Hause nach Video, Besuch eines Fitness-Studios, Eintritt in einen Sportverein, Fahrradfahren, Sportpartner per Anzeige suchen, wieder regelmäßige Besuche bei ihrer Kosmetikerin. Dann begann sie die einzelnen Möglichkeiten, die ihr eingefallen waren, der Reihen nach einzuordnen. Auf die Art war es möglich, die einzelnen Vorschläge nach den folgenden Gesichtspunkten (1) bis (3) zu gewichten. Es ergab sich folgendes Bild:

(1) unmittelbar durchführbar (+) / verlangt längere Vorbereitungen (-)
(2) erscheint mir attraktiv (+) / erscheint mir wenig attraktiv (-) 8
(3) erwarte dabei kaum Schwierigkeiten (+) / führt zu möglichen Problemen und Schwierigkeiten (–)

	(1)	(2)	(3)
Spazierengehen	+	+	+
Joggen	+	–	–
Hometrainer	+	+	+
Gymnastik nach Video	+	–	+
Fitness-Studio	+	–	+
Sportverein	–	–	–
Fahrradfahren	+	+	+
Anzeige	–	–	–
Kosmetikerin	+	+	+

Frau Wagner kam bei ihrer Einschätzung relativ schnell zu einem sicheren Urteil, doch an der einen oder anderen Stelle gab es Zweifel. So dachte sie z. B. am Anfang, sie müsse mehr »unter Menschen« gehen, um aus ihrer Krise herauszukommen und meinte deshalb, der Besuch in einem Fitness-Studio sei für sie geradezu Pflicht. Doch auf der anderen Seite spürte sie eine Art inneren Widerstand dagegen. Um ein klares Bild zu gewinnen, ging sie folgendermaßen vor: Sie wusste ja aus dem Fernsehen und aus Erzählungen, wie es in einem solchen Studio aussah. Sie stellte sich selbst in einem solchen

Was heißt Planung: ein Beispiel

Ambiente vor, inmitten meist junger Frauen, die an Geräten trainieren. Wie wirst du dich dabei wohl fühlen, fragte sie sich, was wirst du denken, wirst du Lust haben, lange zu bleiben oder wärst du am liebsten ganz schnell wieder draußen ... Nach kurzer Zeit war die Entscheidung gefallen: »Da gehe ich nicht hin, das ist nichts für mich, unter keinen Umständen.« Ihr Bedürfnis nach Kontakt zu anderen wollte sie dennoch aufrechterhalten, aber es sollte nicht mit dem Bedürfnis nach Körpertraining verknüpft werden. Es war viel vernünftiger, ihre Kontaktbedürfnisse an anderer Stelle zu erfüllen.

Vorläufige Auswahl und Wochenplan. Frau Wagner entschied sich für Spazierengehen, Fahrradfahren, Anschaffen eines Hometrainers für verregnete Tage und für den regelmäßigen Besuch bei ihrer früheren Kosmetikerin. Dann stellte sie Überlegungen darüber an, auf welche Art sie diese Aktivitäten in eine für sie typische Woche einplanen konnte. Sie ließ sich dabei von folgenden Gesichtspunkten leiten:

- **Keine Überforderung,** d. h. nicht zu viele sportliche Aktivitäten hintereinander, sonst tritt sehr schnell Übermüdung auf und ein anderes Phänomen, das weniger bekannt ist, nämlich Sättigung. Sättigung tritt dann auf, wenn zu lange hintereinander Tätigkeiten ausgeführt werden, die sich sehr ähnlich sind. Es kommt dann zu allerlei »Symptomen« wie Unlust, schlechte Laune, Unbehagen und schließlich kann es zu einem »Zusammenbruch« der entsprechenden Tätigkeit kommen. Sie erscheint uns dann außerordentlich unangenehm, ja bisweilen ausgesprochen »sinnlos«. Sättigung lässt sich am besten dadurch vermeiden, dass Tätigkeiten sich abwechseln, die möglichst wenig Ähnlichkeit miteinander haben. Also z. B. körperliche Betätigung und ein nettes Gespräch, Haushaltsarbeit und Lesen, Formulare ausfüllen und gute Musik hören usw.
- **Kein Pflichtprogramm.** Bei ihrer Wochenplanung lässt sie sich vor allem auch von dem Wunsch leiten, möglichst viel Spaß bei ihren Aktivitäten zu haben. Sie wird also darauf achten, Langeweile und selbst auferlegten Druck zu vermeiden. Es geht darum, sich allmählich aufzubauen und nicht darum, sich in ein Aktivitätenkorsett zu zwingen, das ihr die Luft mehr nimmt, als es ihr Energie und Lebensfreude verschafft.

Vorwegnahme von möglichen Schwierigkeiten bei der Ausführung. Sie überlegte, ob irgendwelche Probleme bei ihrem neuen Aktivitätenprogramm auftreten könnten. Die Kosmetikerin könnte sie fragen: Wo waren Sie die ganze Zeit? Und sie legte sich eine höfliche, aber distanzierte Antwort zurecht. Weiter fiel ihr ein, dass sie eventuell doch noch von Selbstzweifeln geplagt werden könnte, wie »Wozu machst du denn das alles? Dadurch kannst du die Zeit doch nicht zurückdrehen, du bist zu alt, um neu zu beginnen.« usw. Sie beschloss, energisch mit solchen Selbstzweifeln umzugehen und sich immer wieder an die selbst übernommene Verpflichtung zur Veränderung zu verweisen.

Was heißt Planung: ein Beispiel

Zu erwartende Fortschritte mit positiven Gefühlen verbinden. Frau Wagner nahm sich vor, sich für kleine Fortschritte zu sensibilisieren und geradezu danach Ausschau zu halten. Sie dachte dabei an eine Verbesserung ihrer Kondition, an Stimmungsaufhellungen, an positive Gedanken gegenüber der Zukunft usw. Frau Wagner machte sich bewusst, dass es schnell zu Entmutigung und Resignation kommen kann, wenn solche kleinen Erfolgserlebnisse zu wenig beachtet werden.

Flexibilität. Frau Wagner beschloss, in ihrer weiteren Planung flexibel zu bleiben. Sie wollte sich an die erste Fassung ihres Planes drei Wochen lang halten, um dann eine Zwischenauswertung vorzunehmen: Wie ist es mir bekommen, will ich das so weitermachen oder ist es sinnvoll, Veränderungen vorzunehmen? So blieb sie trotz aller Konsequenz flexibel und war für Verbesserungen offen und resilienter gegen Enttäuschungen.

Eigene Planung

Um die eigene Planungsfähigkeit besser einschätzen zu können, soll zunächst festgestellt werden, ob bei Ihnen Planungsdefizite vorhanden sind. Notieren Sie bitte bei den folgenden Feststellungen, ob sie für Sie zutreffen (Ja) oder nicht (Nein):

- Ich stelle kaum noch Überlegungen über die Zukunft an, weil doch alles anders kommt.
- Ich zögere immerzu und komme nicht in Gang.
- Ich kann mich nicht entscheiden, was ich machen soll.
- Wenn ich mir etwas vornehme, und es klappt nicht, dann bin ich noch frustrierter als zuvor, also fange ich erst gar nicht an.
- Ich habe das Gefühl, irgendwie festzusitzen.
- Man sollte nur im Hier und Jetzt leben und sich nicht groß mit der Zukunft beschäftigen.
- Einfach aus dem Gefühl heraus handeln, das ist das einzig Wahre.

Wenn Sie mehrere dieser Fragen mit »Ja« beantwortet haben, dann sind für Sie die folgenden Überlegungen besonders wichtig.

Erste Pläne für mehr kurzfristige Ziele

Dadurch soll Folgendes bewirkt werden: Es geht im Wesentlichen um erste, wenn auch kleine Erfolgserlebnisse. Sie sollen dazu beitragen, Ihre Stimmung zu verbessern. Sie sollten sich dabei wieder mehr auf die Zukunft ausrichten und das Gefühl bekommen, dass Sie sich in einem Aufbruch befinden. Komplexere Angelegenheiten, eventuell solche, die eine große Rolle bei der Entstehung einer Krise gespielt haben und längerfristiger Maßnahmen bedürfen, müssen nicht unbedingt an dieser Stelle angegangen werden.

Regeln bei der Zielauswahl

(1) Die Ziele sollten nicht mehr Anstrengungen erfordern, als es Ihr momentaner Zustand erlaubt, denn die Erfolgswahrscheinlichkeit sollte hoch sein. Ein großer Fehler ist es, den Anspruch danach auszurichten, was in krisenfreien Zeiten ohne weiteres möglich ist.

(2) Das Ziel sollte einen unmittelbaren spürbaren und persönlichen Nutzen haben oder mit einem angenehmen Zustand verknüpft sein. Das bewusste Verbinden mit positiven Gefühlen erhöht die Anziehungskraft des Ziels und so die Motivation.

(3) Ziele sollten sehr konkret festgelegt werden.

(4) Die Erreichung des Zieles sollte in relativ kurzer Zeit möglich sein. Ein Ergebnis sollte möglichst am selben Tag oder kurz danach spürbar sein.

(5) Damit der Sinn der einzelnen Ziele deutlich wird, sollten sie mit Oberzielen – im Sinne von wichtigen Lebenszielen – in Zusammenhang stehen.

Eigene Planung

Formulieren Sie nun eigene Ziele, sowohl kurz- als auch längerfristige, und die Maßnahmen, die Sie dafür ergreifen wollen. Sie können zur Unterstützung Ihre Bedürfnisse von Arbeitsblatt 20 nutzen. Machen Sie sich auch die möglicherweise auftretenden Schwierigkeiten bewusst. Auf diese Weise können Sie sich darauf einstellen und die Überwindung gegen mögliche Tendenzen des Abbrechens und Aufgebens einplanen. Unter Kommentar können Sie eintragen, was Ihnen sonst noch zum jeweiligen Ziel einfällt bzw. was nicht vergessen werden sollte. Und nun halten Sie Ihre eigenen Pläne fest.

Ziele meiner kurzfristigen Planung

Ziel 1:
Stellen Sie sich nun Ihre Zielerreichung ganz konkret und positiv bildlich vor (Was können Sie genau fühlen, spüren, wenn Sie sich den Moment der Erfüllung jetzt detailliert vorstellen?). 8

Maßnahmen:

....

....

....

Eventuelle Schwierigkeiten: Stellen Sie sich die zu erwartenden Schwierigkeiten klar und detailliert vor (äußere und innere, wie negative Gedanken, Gefühle, Gewohnheiten).

....

....

....

Kommentar: Was können Sie tun? Wie lassen sich die Schwierigkeiten überwinden? Lässt sich Ihr Ziel aufrechterhalten oder sollte es verändert werden? Was ist noch wichtig?

....

....

....

Eigene Planung

Ziel 2

Maßnahmen:

....

....

....

Eventuelle Schwierigkeiten:

....

....

....

Kommentar:

....

....

....

Ziel 3

Maßnahmen:

....

....

....

Eventuelle Schwierigkeiten:

....

....

....

Kommentar:

....

....

....

Eigene Planung

Ziele meiner mehr längerfristigen Planung:

Ziel 1
Maßnahmen:

....

....

....

Eventuelle Schwierigkeiten:

.... 8

....

....

Kommentar:

....

....

....

Ziel 2
Maßnahmen:

....

....

....

Eventuelle Schwierigkeiten:

....

....

....

Eigene Planung

Kommentar:

....

....

....

Ziel 3
Maßnahmen:

....

....

....

Eventuelle Schwierigkeiten:

....

....

....

Kommentar:

....

....

....

9 Modul 8: Kräfte mobilisieren

9.1 Einleitung für Therapeuten

Ausgangslage

Der von Janet (Hoffmann, 1998) eingeführte Begriff »seelische Kräfte« ist ein hypothetisches Konstrukt, mit dem wir für Patienten eine Reihe von »plausiblen Modellen« aufstellen können. Sie sind gut nachvollziehbar und von großem Erklärungswert und liefern unmittelbar nützliche Handlungsanweisungen.

Wir können von »Kräfteerwerb« oder »Kräfteeinnahmen« sprechen in Bezug auf bestimmte Situationen oder bestimmte Aktivitäten. Aktivitäten, die den Kräfteerwerb gewährleisten, bezeichnen wir in der lerntheoretischen Terminologie als »verstärkend«, in der Salutogenese Antonovskys (1987, S. 37) ist die Rede von »generalisierten Stresswiderstandsquellen«. Auf der anderen Seite stehen »Kräfteausgaben« z. B. im Umgang mit »ermüdenden Menschen«. Wir können beide, Kräfteeinnahmen und Kräfteausgaben, in einer Bilanz gegenüberstellen und in der Therapie dafür sorgen, dass die Einnahmen erhöht und die Ausgaben gedrosselt werden.

Dass ein solches energetisches Modell auch von heute sehr geschätzten Autoren für plausibel gehalten wird, können wir dem folgenden Zitat von Beck (1987) entnehmen. Er schreibt: »Als Auslöser einer Depression können wir in den meisten Fällen eine lang andauernde Diskrepanz zwischen Einnahmen und Ausgaben, Gewinn und Kostenannehmen. «Leider hat er diesen Gedanken nicht systematisch in seine Therapiekonzepte integriert (Hoffmann, 1998; Hoffmann & Hofmann, 2004).

Als psychophysiologische Grundlage des Energiehaushaltes wurde im Gehirn ein netzwerkartiges Aktivierungssystem (ARAS) entdeckt, ein »Kraftwerk des Gehirns« (s. Kuhl, 2024). Dessen neuronales Netzwerk ist durch Übungen positiv veränderbar. Wir möchten an dieser Stelle einige Gedanken Janets zu den Möglichkeiten, seelische Kräfte zu sparen, einzunehmen und zu mobilisieren, d. h. für die Handlungen bereitzustellen, näher betrachten. Er unterscheidet die folgenden Prozesse:

Die seelische Mobilisierung. Das Prinzip der Mobilisierung wurde zuerst von William James in seinem sehr interessanten Buch »Energies of Man« (1898) beschrieben. Der Mensch (auch der deprimierte) ist fähig, unter dem Druck wichtiger Ereignisse völlig unerwartete Aktivitäten zu entwickeln, die in keinem Verhältnis stehen zu der minimalen Menge an Energie, die ihm zuvor zur Verfügung zu stehen schien. Daran sehen wir, dass er nicht zu jedem Zeitpunkt über die gesamte Menge der Kräfte verfügt, die er in Wirklichkeit besitzt. Er hat Kraftreserven, die er unter ganz besonderen Bedingungen mobilisieren kann. Psychologisch ausgedrückt können wir sagen, dass diese Kräfte latent sind, sozusagen bereit, in einer bestimmten Stärke in Aktion zu treten, wenn sie durch eine bestimmte Stimulation aufgeweckt werden.

Die Konfrontation mit einer Situation, die eine starke Emotion zur Folge hat, kann einen ähnlichen Effekt für die Psyche haben. Sie zwingt uns zu energischem Handeln, und das kann nur erfolgen, wenn wir auf unsere Reserven zurückgreifen, d.h. große Kraftanteile mobilisieren. Durch diese Veränderung in der Kräfteverteilung wird die gesamte Aktivität praktisch von einem Moment zum anderen verändert und verbessert. Der Rückgriff auf die Reserven und seine Folgen wird umso erfolgreicher sein, je bedeutsamer die Ereignisse sind, die ihn veranlasst haben. Alle Kranken machen die Erfahrung, dass kleine Unannehmlichkeiten und Ärgernisse sie schnell erschöpfen, dass aber ein großes Unglück ihnen alle Energien wiedergibt. Kleine Ärgernisse erwecken nur Resignationstendenzen oder stellen Anlässe zu Grübeleien dar. Ein echtes Gefühl oder ein großes Unglück wecken ganz andere und stärkere Tendenzen: Die Sorge um das eigene Überleben oder um wichtige Menschen, das Bestreben um den eigenen sozialen Status usw. werden wachgerüttelt. Im Falle des kleinen Ärgernisses ist die Mobilisierung gering und unzureichend. Bei der großen Emotion kann sie ganz beträchtlich sein und eine Menge Energie in Umlauf bringen. Eine solche Kräftesteigerung kann zu einer anschließenden Erschöpfung führen. In vielen Fällen kommt es aber auch zu einer überdauernden positiven Veränderung.

Kraftausstrahlung. Unsere Psyche verfügt über Mechanismen, die die einzelnen Aktionen miteinander koordinieren und dadurch unserem Verhalten eine gewisse Einheit, einen gewissen Ganzheitscharakter verleihen. Wenn wir ein Verhalten mit einem großen Ausmaß an Energie ausführen, so wird nicht nur die dafür nötige Kraft bereitgestellt, sondern es führt auch dazu, dass der gesamte psychische Apparat eine größere psychische Spannkraft entwickelt. Menschen, denen etwas gelungen ist, die sich Gehorsam verschafft haben oder denen man ein Kompliment gemacht hat, nehmen eine Art Siegerpose ein und behalten sie eine Zeitlang bei, auch bei anderen Aktivitäten und in anderen Situationen. Kranke weisen häufig selbst auf dieses Phänomen hin. Eine Patientin berichtet sogar: »Ein gelungener Kaufhausdiebstahl ist ein so irres Erfolgserlebnis. Die Angst, erwischt zu werden, erregt mich ungemein, auch der Kampf der Gefühle. Mein Gewissen sagt mir, Was hast du getan?«, aber ich triumphiere, fühle mich, als würde ich abheben, habe gleichzeitig Angst und tagelang das wunderbare Gefühl.« (Heute würde man in einem solchen Zusammenhang von Sensation-Seeking sprechen; Roth & Hammelstein, 2003). Dabei haben die Anspannung, die für die Tat notwendig war, oder das positive Gefühl, das in einer Situation hervorgerufen wurde, eine allgemeine Haltung der höheren Spannkraft etabliert, die mehr oder weniger lang andauern kann.

9.2 Veränderungsziele und Patientenmaterial

Ziel ist die Induzierung von Mut, Handlungsorientierung, Hoffnung und Selbstwirksamkeitsgefühl. Um das zu erreichen, versuchen wir, den Patienten wieder mit positiven Gefühlen, Gedanken, Erinnerungen und Zukunftsvorstellungen in Kontakt zu bringen. Wir wollen ihn auch für positive Erfahrungen im Alltag sensibilisieren.

Auf diese Weise können im Gehirn neue hilfreiche Konzepte von Gefühlen entstehen. Je differenzierter sie sind, desto flexibler und angepasster ist die Regulation von Emotionen auch unter Stressbedingungen (Barrett, 2024).

Menschen mit einer höheren emotionalen Differenziertheit leben nachweislich gesünder, haben geringere Entzündungswerte, nehmen weniger Medikamente, gehen weniger oft zum Arzt und verbringen weniger Tage im Krankenhaus (Quoidbach et al., 2014).

Verbindet man zudem Erinnerungen, Ereignisse und Objekte bewusst und aktiv mit positiven Gefühlen, so kann dieses Netzwerk zudem vor und in kritischen Situationen leichter abgerufen werden und energetisch positiv auf den eigenen Kräftehaushalt wirken (Hoffmann, 1998; Barrett, 2024).

Es werden Techniken vorgestellt, um den Patienten für positive Erfahrungen zu sensibilisieren und Kräfte aufzubauen. Darüber hinaus soll er lernen, als Momentaufnahme die Bilanz seelischer Kräfte aufzustellen und zu verbessern. Dazu stellen wir das folgende Material zur Verfügung:

- Arbeitsblatt 24: Wie lassen sich seelische Kräfte aufbauen und mobilisieren?
- Arbeitsblatt 25: Die Bilanz seelischer Kräfte

Wie lassen sich seelische Kräfte aufbauen und mobilisieren?

Kräfte aufbauen

Genauso, wie wir seelische Kräfte »ausgeben« können, ist es auch möglich, welche »einzunehmen«. Dass wir am Feierabend, am Wochenende und im Urlaub »auftanken« und uns danach in jeder Hinsicht kräftiger und leistungsfähiger fühlen, erscheint uns nicht weiter verwunderlich. Aber was ist mit folgender Beobachtung: Sie fühlen sich am Abend wieder einmal völlig ausgelaugt, lustlos und würden sich am liebsten ins Bett verkriechen. Da läutet das Telefon und Sie reden 10 Minuten mit einer lieben Freundin, die Ihnen viel Nettes sagt. Sie verabreden sich mit ihr für den nächsten Sonntag – und sind wie verwandelt. Die Müdigkeit hat sich verflüchtigt, Sie fühlen sich beschwingt und unternehmungslustig.

Welches sind die Ereignisse, die uns derart positiv verändern? Es sind Erlebnisse, die uns aufbauen, indem sie uns zeigen, dass wir nicht allein sind, sondern gemocht, geschätzt und gebraucht werden. Sie zeigen uns, dass wir etwas bewirken und Erfolge haben können. Oder sie haben uns ganz einfach wieder in Beziehung zu einem Teil der Welt gebracht, den wir schön, gut und wertvoll finden, wie zum Beispiel beim Lesen eines Gedichts oder bei einem beschaulichen Spaziergang, auch wenn der erst einmal viel »Muskelkraft« verbraucht. Wir haben ein Musikstück gehört, vielleicht so wie noch nie, oder das Betrachten eines Bildes hat uns einen neuen Horizont eröffnet. Aber auch eigene Gedanken, Erinnerungen, Gefühle oder angenehme Vorstellungen über die Zukunft können eine ähnliche Wirkung haben. Sie wirken sich so auf uns aus, dass wir uns tüchtiger, mutiger und weniger ängstlich dem Leben gegenüber fühlen. Vor allem aber Menschen sind es, die auf die Art unsere Kräfte vergrößern können, wie sie auf der anderen Seite in der Lage sind, sie uns zu nehmen.

Kraftreserven mobilisieren

Menschen sind unter dem Druck wichtiger Ereignisse in der Lage, völlig unerwartete Aktivitäten zu entwickeln, die in keinem Verhältnis stehen zu der minimalen Menge an Energie, die ihnen zuvor zur Verfügung zu stehen schien. Eine Mutter, die lustlos und eher deprimiert ihren Alltag fristet, wird, wenn ihr Kind erkrankt, nicht unter dem Druck dieser zusätzlichen Belastung zusammenbrechen. Ganz im Gegenteil. Sie wird äußerst aktiv werden und alles tun, was notwendig ist, um die Situation zum Guten zu wenden. Dann sehen wir, dass der Mensch nicht zu jedem Zeitpunkt die gesamte Menge der Kräfte benutzt, die er in Wirklichkeit besitzt. Er hat Kraftreserven, die er unter bestimmten Bedingungen mobilisieren kann. Sie haben wahrscheinlich schon oft die Erfahrung gemacht, dass kleine Unannehmlichkeiten und Ärgernisse Sie schnell erschöpfen, dass Sie aber bei großen Anlässen geradezu über sich hinauswachsen können. Dann haben Sie plötzlich eine Energie zur Verfügung, von der Sie kurz zuvor nichts geahnt haben. Kleine Ärgernisse führen zu Resignationstendenzen oder stellen Anlässe für Grübeleien dar. Echte Gefühle und wichtige Ereignisse wecken ganz andere tiefere und stärkere Tendenzen. Die Sorge um das eigene Überleben, der Wunsch, eine Krise zu überwinden, bringt die Menge an Energie in Umlauf, die dafür notwendig ist. Wir haben in den Patientenmaterialien 13, 14 und 15 schon darüber nachgedacht, wie einer unnützen Energievergeudung Einhalt geboten werden kann. Wir werden nun mit Hilfe von Übungen Wege aufzeigen, die dabei helfen können, neue Kräfte für die Zukunft und für die Realisierung Ihrer Ziele zu mobilisieren.

Aktivierung positiver Gefühle

Es geht bei diesen Übungen darum, Erinnerungen, Empfindungen und Fantasien zu aktivieren, die ganz alltägliche Dinge betreffen. Diese Dinge sollen eine positive Bedeutung für Sie haben und mit angenehmen Gefühlen verbunden sein, beispielsweise

- Baum
- Fahrrad
- Ferien
- Obst
- Sonne

Sie haben nun die Aufgabe, sich alles, was Ihnen zu den einzelnen Inhalten einfällt, ins Bewusstsein zu rufen. So z. B.: Sie erinnern sich an die einzelnen Fahrräder, die Sie besessen haben. Wie alt waren Sie jeweils? Wo sind Sie gefahren? Welche Gefühle haben Sie dabei empfunden? Können Sie sich an einzelne Orte und Landschaften erinnern? Können Sie sich an einzelne erfreuliche Episoden erinnern? Welche Personen waren daran beteiligt? Zu welchen hatten Sie besonders positive Beziehungen?

Ihre innere Beschäftigung mit jedem Objekt sollte mindestens fünf bis zehn Minuten dauern. Denken Sie nicht nur dabei, sondern versuchen Sie, sich möglichst auf die einzelnen Gefühle einzulassen.

Lenken Sie dann die Aufmerksamkeit auf Ihren Körper, wo spüren Sie welche Empfindungen?

Jetzt bilden Sie sich eine Liste von persönlichen Objekten, die im Laufe Ihres Lebens eine positive Rolle gespielt haben, und verfahren wie gerade beschrieben.

....

....

....

Wie lassen sich seelische Kräfte aufbauen und mobilisieren?

Jetzt bilden Sie eine Liste von Situationen, die in der Vergangenheit eine wichtige Rolle gespielt haben, z. B. Schuleintritt, eine neue Wohnung usw. und verfahren genauso. Welches waren Ihre Lieblingsplätze im Lauf der Jahre, suchen Sie alte Fotografien heraus, und versuchen Sie, sich an alles zu erinnern, was Ihnen dazu einfällt.

....

....

....

Jetzt machen Sie eine Liste wichtiger Personen, die in Ihrem Leben eine positive Rolle gespielt haben. Versuchen Sie, sich an besonders schöne Momente im Umgang mit ihnen zu erinnern, und stellen Sie sich zukünftige angenehme Begegnungen vor.

....

....

....

Arbeit mit positiven Gefühlen

Wir geben Ihnen erst einmal eine Liste von positiven Gefühlen:

- Bewunderung
- Freude
- Geborgenheit
- Gelassenheit
- Harmonie
- Heiterkeit
- Hoffnung
- Liebe
- Mut
- Neugierde
- Ruhe
- Sehnsucht
- Spaß
- Stärke
- Vertrauen
- Sympathie

Suchen Sie sich ein Gefühl aus und versuchen Sie, sich an mehrere Episoden und Situationen Ihres Lebens zu erinnern, in denen dieses Gefühl eine wichtige Rolle gespielt hat. Versuchen Sie, sich die entsprechenden Situationen möglichst lebendig vorzustellen und sich so gut es geht in das entsprechende Gefühl hineinzusteigern. Danach können Sie genauso mit einem anderen Gefühl verfahren.

Machen Sie diese Übungen besonders dann, wenn die Gefahr besteht, dass Sie in negative Stimmungen oder Grübeleien verfallen.

Wie lassen sich seelische Kräfte aufbauen und mobilisieren?

Das »Gefühl des Tages«
Suchen Sie sich am Morgen ein bestimmtes Gefühl aus und machen Sie es zum »Gefühl des Tages«. Versuchen Sie bei allem, was Ihnen widerfährt, ob Sie das entsprechende Gefühl »unterbringen können«. Sensibilisieren Sie sich für alles, was Sie an dieses Gefühl erinnert, und suchen Sie nach »Spuren« davon. Bei anderen Tagen verfahren Sie genauso mit anderen Gefühlen. Auf diese Art können Sie immer wieder positive Emotionen aktivieren und angenehme Erfahrungen und Gedanken in Ihrem Gedächtnis wachrufen. Falls Ihnen auch unangenehme Dinge einfallen, so sagen Sie sich: »So etwas gibt es im Leben, aber das ist nicht unser heutiges Thema« und lenken Sie Ihre Aufmerksamkeit wieder auf Erfreuliches.

Sensibilisierung für positive Erfahrungen
Bei einem Bummel durch die Stadt erleben Sie, wenn Sie die Augen offenhalten, ganz unterschiedliche Dinge. Je nach Ihrer Stimmung werden Sie aufmerksamer für Wahr- 9
nehmungen, die eher erfreulich sind oder für das Gegenteil. Wenn Sie gereizt sind, so werden Sie vieles bemerken, dass Sie ärgerlich finden, wie rücksichtslose Autofahrer, Hundekot an jeder Straßenecke und die verschlossenen Gesichter vieler Menschen, die Ihnen über den Weg laufen. Sie können sich aber auch, durch eine bestimmte Einstellung, die Sie in sich selbst herstellen, von vorneherein für einen bestimmten Typ von Erlebnissen »vorprogrammieren«. Sagen Sie sich z. B.: »Heute Vormittag gehe ich in die Stadt oder in ein Kaufhaus oder in ein Café und werde nach etwas suchen, was ich positiv, angenehm oder erfreulich finde. Alles andere werde ich ignorieren, so gut es geht. Ich möchte nur Positives erleben.« Bei einem Spaziergang werden Sie besonders auf Farben achten, bei einem anderen auf nett aussehende Menschen. In einem Buchladen suchen Sie nach Buchtiteln, die Ihnen gefallen und Ihnen besonders gelungen erscheinen. Auf einem Markt versuchen Sie, sich zu erinnern, wie die einzelnen Obst- und Gemüsesorten schmecken, Sie halten Ausschau nach Kindern und beobachten ihr Verhalten.

Sie sollen damit nicht davon überzeugt werden, dass das Leben eine einzige Idylle ist, sondern Sie schärfen Ihren Blick für das Schöne und Angenehme, das zweifellos auch vorhanden ist, das wir aber, besonders in schweren Zeiten, oft übersehen.

Kraft aus der Vergangenheit und aus der Gegenwart
Zwei große Quellen für Motivation und Energie sind heutzutage Leistung und die Anerkennung durch andere Personen. Sehr häufig, besonders unter dem Einfluss negativer Ereignisse und der dadurch entstandenen Gefühlslage, neigen wir dazu, das bisherige Positive in unserem Leben zu unterschätzen. Deswegen kann es sehr hilfreich sein, das von Zeit zu Zeit geradezurücken. Ziehen Sie deshalb noch einmal Bilanz, bezogen auf die Vergangenheit, und legen Sie dabei das Augenmerk auf folgende Punkte:

Wie lassen sich seelische Kräfte aufbauen und mobilisieren?

Situationen in meinem Leben, die ich gut gemeistert habe

....

....

....

Personen in meinem Leben, die mir Anerkennung und Zuwendung gegeben haben

....

....

....

Entscheidungen, die ich getroffen habe, die sich als richtig erwiesen haben

....

....

....

Situationen, bei denen ich tiefe und schöne Gefühle verspürt habe

....

....

....

Kraftausstrahlung

Kräfteverleihende Aktivitäten. Gemeint sind Aktivitäten, die als Ausgangspunkt für ein positiveres Allgemeingefühl dienen könnten. Sie sollen Sie anregen und Ihnen dabei helfen, sich ganz auf etwas zu konzentrieren, das Ihnen angenehm und zunehmend nützlich erscheint. Es sind z. B. Aktivitäten, die Ihnen erlauben, ein »kleines Produkt« herzustellen wie das Streichen eines Stuhls, das Sie lange vor sich hergeschoben haben. Es ist dabei sehr wichtig, dass Sie dabei etwas wirklich zum *Abschluss* bringen. Wir schlagen Ihnen vor, am Anfang Ihre Aktivitäten nach den folgenden Gesichtspunkten auszusuchen:

- Die Aktivitäten sollen Ihnen gut bekannt sein und Sie sollen sie mühelos beherrschen. Sie sollen ein möglichst deutliches Bild vom Anfang, vom Verlauf und von der Beendigung haben.

Wie lassen sich seelische Kräfte aufbauen und mobilisieren?

- Der Schwierigkeitsgrad soll so gewählt sein, dass die Aktivitäten mit großer Wahrscheinlichkeit zum Abschluss gebracht werden können.
- Die Kraftanstrengung, die die Aktivität verlangt, soll Sie nicht zu sehr ermüden oder sogar erschöpfen. Achten Sie besonders auf Zeichen der Ermüdung. Es hat keinen Sinn, über diesen Punkt hinaus etwas unter allen Umständen erzwingen zu wollen, sondern es ist dann besser, eher abzubrechen.
- Lassen Sie sich bei Ihrer Suche auch von der Vergangenheit leiten. Gibt es vielleicht Interessen oder Vorlieben, die früher für Sie wichtig waren, die Sie aber aus den Augen verloren haben? Wichtig dabei ist, dass sie mit früheren positiven Gefühlen verknüpft waren und Ihnen manchmal über schwere Momente hinweggeholfen haben.
- Sie sollten auftauchende Gefühle möglichst bewusst wahrnehmen und ihnen gestatten, sich voll zu entfalten.
- Sie können aber auch Neues versuchen, kleine Experimente machen, etwas erkunden. Gehen Sie mit dem Gefühl der Neugierde, des Interesses und vielleicht mit etwas Wagemut daran. 9
- Legen Sie sich eine Liste von Aktivitäten an, die sich als günstig erwiesen haben, wenn es darum geht, Ihre Stimmung zu verbessern oder Sie auftanken zu lassen.

Manchmal reichen kleine Anlässe, um Sie so aufzumöbeln, dass Sie sich danach stärker, sicherer und zuversichtlicher fühlen. Ein kurzes Gespräch mit jemandem, ein Musikstück, das Betrachten eines Bildes, ein Spaziergang an einem Lieblingsort oder eine Aktivität, die Sie voll und ganz, mit großer innerer Beteiligung durchführen, können energiemäßig gesehen Berge versetzen. Halten Sie innerlich systematisch Ausschau nach solchen Möglichkeiten. Meist können Sie dabei Ihrem Gefühl folgen. Fällt Ihnen jetzt etwas ein, was gut machbar wäre, und was derart positiv auf Sie wirken könnte? Setzen Sie ganz gezielt immer wieder solche Kraftquellen ein. Es ist ein ganz wichtiger Teil der Fürsorge, die Sie sich selbst schuldig sind.

Versuchen Sie jeden Tag auf Ihre guten Erlebnisse bewusst zu achten, so justieren Sie Ihr inneres emotionales System feiner in diese Richtung. Sie sorgen damit dafür, dass die positiven Erfahrungen in Ihrem Modell der Welt eine höhere Priorität einräumen und Sie mit der Zeit automatischer auf Kräftespender achten werden. Verstärken können Sie diesen Prozess, wenn Sie zwei bis drei dieser Erfahrungen und Aktivitäten täglich aufschreiben.

Wie lassen sich seelische Kräfte aufbauen und mobilisieren?

Kraft aus der Zukunft beziehen. Es ist eine bekannte Tatsache, dass Menschen, die erhöhten Belastungen ausgesetzt sind oder an einem Stimmungstief leiden, gelegentlich zu angenehmen Tagträumen greifen, um sich zukünftige Situationen auszumalen, bei denen sie eine besonders gute Figur machen oder bei denen sie angenehme Gefühle erleben. Das können Sie öfter einsetzen und Sie bewirken damit gleich mehrere positive Effekte. Sie erleben dadurch eine angenehme, auf die Zukunft bezogene Perspektive, die den Gedanken an eine Verbesserung Ihres aktuellen Zustandes nahelegt. Darüber hinaus erfahren Sie eine Ablenkung von aktuellen Sorgen und Grübeleien und erleben Angenehmes, wenn auch erst einmal in der Fantasie. Eine solche Vorgehensweise dient also vorwiegend der Ermutigung. Sie sollen dabei aber nicht übersehen, dass sie kein Ersatz für Handeln ist.

Ihre Vorstellungsübungen sollten Sie in einer ruhigen und entspannten Atmosphäre durchführen. Suchen Sie sich zunächst einige angenehme Bilder und Szenen aus. Schließen Sie die Augen und versuchen Sie, sich in die einzelnen Szenen einzufühlen. Vor allem sollten Sie versuchen, sich so gut es geht in die einzelnen Gefühle einzuleben, die für die jeweiligen Szenen typisch sind. Frau Wagner malte sich an einem Nachmittag folgende Szenen aus:

- Ein gemütlicher Abend mit einer Freundin in ihrem Lieblingslokal in drei Monaten. Sie hat ihre Krise im Wesentlichen überwunden. Sie berichtet darüber, was sie in den letzten Wochen alles unternommen hat.
- Sie verhandelt mit einem ehemaligen Geschäftsfreund über eine Teilzeitbeschäftigung in dessen Firma. Sie erzählt über ihre Kenntnisse und Erfahrungen und stößt dabei auf großes Interesse.
- Sie sitzt in einem Café und hat sich besonders hübsch gemacht. Ein Herr am Nebentisch fängt an, dezent, aber unmissverständlich mit ihr zu flirten.

Info

Das alles ist kein Ersatz für Taten, aber Menschen leben auch in ihren Träumen. Durch bloße Phantasiespiele werden Sie Ihre objektive Lebenssituation nicht verbessern, aber sie können Ihnen dabei helfen, Ihre Energie und Selbstsicherheit zu steigern.

Die Bilanz seelischer Kräfte

Es zeigt sich immer wieder, dass viele Menschen, die unter hoher Belastung stehen, sich trotzdem gesund und wohl fühlen. Der Gesundheitsforscher Antonovsky hat versucht, die Frage zu beantworten, wodurch Menschen, die im täglichen Leben sehr stark belastet sind, es trotzdem schaffen, gesund zu bleiben und Freude am Leben zu haben. Welchen Menschen gelingt das und welchen nicht?

Stresswiderstandsquellen. Durch eine Reihe von Studien ist er schließlich zu folgender Lösung gelangt: Bei denen, die gesund bleiben, handelt es sich um solche, die in ihrem Leben über besonders viele »Stresswiderstandsquellen« verfügen. Damit sind solche Momente im Leben gemeint, die erfreuen, Mut machen, Selbstvertrauen schaffen, ein Gefühl von Sicherheit vermitteln usw. Sie sind sehr vielfältig. Es kann sich dabei um Beziehungen zu bestimmten Menschen oder Tieren handeln, um einen Glauben, der Sicherheit bietet, um Aktivitäten und Hobbys, die Sie gerne ausführen, aber auch um alltägliche Dinge, die Ihnen schön vorkommen, um Erfahrungen, dass andere Menschen Sie respektieren und schätzen, bis hin zu ganz einfachen Momenten, bei denen Sie ein Musikstück hören oder den Sonnenuntergang genießen.

Bilanzieren

Auf der Grundlage dieser Überlegungen sollten Sie einmal Ihre persönliche Belastungs-/Widerstandsquellen-Bilanz aufstellen und Ihre Schlussfolgerungen daraus ziehen. Vor allem auch unter dem Aspekt, was eine mögliche Anreicherung der positiven Seite anbelangt.

Meine aktuellen Belastungen	Meine Stresswiderstandsquellen

Die Bilanz seelischer Kräfte

Auswertung: Wie schätzen Sie das Verhältnis zwischen Ihren Belastungen und Stresswiderstandsquellen ein? Sehen Sie die Notwendigkeit, etwas daran zu verändern?

....

....

....

....

....

....

Möglichkeiten, meine Bilanz zu verbessern:

Einsparungen von Kräfteausgaben	Vergrößerung von Kräfteeinnahmen

10 Modul 9: Handeln und sich hilfreich begleiten

10.1 Einleitung für Therapeuten

Ausgangslage

Unter Handlungen sind alle jene Aktivitäten zu verstehen, denen eine Absicht oder eine Zielvorstellung zugrunde liegt. Sie unterscheiden sich von einfachen Bewegungen, von automatisierten Verhaltensabläufen und von unbedingten oder bedingten Reaktionen auf bestimmte Stimuli. Handlungen setzen voraus, dass man auf einer hohen Bewusstseinsstufe, und meistens schrittweise, versucht, seine Ziele zu erreichen. Durch Handeln wird versucht, positive Zustände zu erreichen oder einen Mangel auszugleichen. Dabei wird meist auf frühere erfolgreiche Pläne zurückgegriffen, die sich in ähnlichen Situationen bewährt haben. Zum Beispiel: »Im letzten Jahr habe ich mich schon auf die Art gegenüber einem früheren Kollegen durchgesetzt. Das könnte ich jetzt gut auf die neue Kollegin übertragen. Wie bin ich damals vorgegangen? Ist die Situation ähnlich oder muss ich anders vorgehen?« Wenn keine Pläne vorliegen, die als geeignet angesehen werden, dann wird häufig auf »Notfallreaktionen« zurückgegriffen:

- Das Handeln wird immer wieder verzögert und aufgeschoben. Im schlimmsten Fall kommt es zu einer Art Totstellreflex.
- regressiv-kindliche Verhaltensweisen (horizontale oder vertikale Fluchttendenzen, Einkapselung)
- aggressive Tendenzen, Überdosierung früher erfolgreicher Maßnahmen bis hin zur Destruktion

Um solche Fehlreaktionen zu verhindern, wollen wir beschreiben, wie ein zielführendes Verhalten vorbereitet, aufgebaut und ausgeführt werden kann.

10.2 Veränderungsziele und Patientenmaterial

Handlungen effektiv organisieren

Um Patienten helfen zu können, ist es wichtig, die Handlungen in Teilhandlungen zu untergliedern und in eine sinnvolle Struktur zu bringen (sequenzielle Organisation der Handlungen). Bei komplexen Handlungsabfolgen ist es eventuell notwendig, dass sie neue Handlungsteile erlernen (Kompetenzerwerb) oder lernen, alte Verhaltensmuster effektiver einzusetzen (Performanzerwerb). Der schrittweise Vollzug von Handlungen sollte auch anhand von Beispielen demonstriert und eingeübt werden. Es lassen sich drei

Hauptschritte unterscheiden: 1) Vorbereitung und Orientierung, 2) die eigentliche Ausführung, 3) Korrektur, Nachjustierung, Veränderung.

Vorbereitung und Orientierung. Hier geht es darum, sich innerlich zu sammeln und sich zu überlegen, unter welchen Umständen und zu welcher Zeit man das Handeln am besten umsetzt. Dann erfolgt ein inneres Aufrichten: Wie positioniere ich mich innerlich? Welche Freiheitsgrade und Rechte nehme ich mir? Wie etabliere ich mich in dieser Situation? Dem inneren Aufrichten in einer kritischen Situation ist es z. B. nicht dienlich, bei einem wichtigen Telefonat zu Hause im Schlafrock und mit Pantoffeln dazusitzen. Schließlich kommt das äußere Aufrichten dazu: Einnahme einer aufrechten Körperhaltung, Herstellung von Spannkraft im ganzen Körper, Erdung beider Füße auf dem Boden usw.

Die eigentliche Ausführung. Es geht darum, innere Fallen im Handlungsprozess herauszufinden und zu umgehen:

- Was versuche ich zu vermeiden – mit der Konsequenz, dass ich mich klein mache, vorschnell einlenke usw.?
- An welcher Stelle könnte ich mich unsicher fühlen und eventuell in regressive oder aggressive Reaktionen verfallen oder plötzlich ganz aufgeben?
- Welche »schädlichen Motive« könnten zum Vorschein kommen und den Handlungsablauf stören?
- Es besteht die Gefahr, von den eigenen Wünschen abzulassen und plötzlich alles aus der Perspektive eines Kontrahenten zu sehen.
- Man möchte jemandem gefallen oder unter keinen Umständen einen Konflikt riskieren usw.

Korrektur, Nachjustierung, Veränderung. Patienten sollen lernen, dass Handeln auch immer ein Probieren darstellt. Es gibt kein perfektes Handeln und es muss nicht immer alles gleich klappen. Studien belegen, dass ein übermäßiges Fokussieren auf das Erreichen eines positiven Ergebnisses das Vertrauen in die eigene Leistungsfähigkeit sinken lässt (Kuhl, 2025), was das Handeln zum Ziel hin erschwert. Der Nutzen von Fehlern und Misserfolgen besteht wesentlich darin, neue Informationen über Situationen zu erlangen, die eigenen Ziele zu überprüfen und die einzelnen Handlungsschritte wirkungsvoller zu gestalten. Vielen anpassungsgestörten Patienten mit ihren festgefahrenen Handlungsweisen und ihren überhöhten Ansprüchen ist das nicht bewusst. Daher reagieren sie rascher mit Entmutigung, Resignation und Hilflosigkeit als Personen, die etwaige Misserfolge als normalen Vorgang betrachten. Stattdessen müssen sie lernen, mögliche Misserfolge zu einem gewissen Grad einzuplanen. Wenn sie auftreten, sollen sie analysiert und ausgewertet werden.

Es ist daher wichtig, offener zu bleiben, freier mit sich umzugehen und auch bei etwaigen Misserfolgen eine gewisse Distanz zu bewahren: »Jetzt passiert es. Das schaffe ich wohl nicht. Ich fühle mich geradezu überfordert. Aber das ist auch in Ordnung. Nachher setze ich mich hin und überlege, wie das zustande gekommen ist und an welcher Stelle ich das nächste Mal etwas anders machen sollte.« Auf diese Weise kann eine positive Erwartungshaltung aufrechterhalten werden.

Probehandeln oder kognitive Probe

Ein Verhalten, das schlecht beherrscht wird, in seinen Einzelteilen wenig ausdifferenziert ist, mit Angst besetzt ist oder bislang vermieden wurde, wird zu Übungszwecken in der Vorstellung praktiziert, um die effektive Ausführung zu erleichtern oder zu ermöglichen. Therapeutische Effekte, die auf diese Art erreicht werden können, sind:

- **Konkretisierung von Handlungsabläufen:** Während der Patient bislang oft recht undifferenzierte abstrakte Handlungspläne, Intentionen oder Vorstellungen von dem, was er tun müsste, hatte, wird zunächst in der Vorstellung der Handlungsverlauf explizit gemacht. Dadurch entstehen differenzierte innere Abbilder von Aktionen, die dem Handlungsplan den unbestimmten und damit angsterzeugenden Charakter nehmen.
- **Sequenzielle und hierarchische Organisation von Handlungen:** Die sequenzielle Organisation des Verhaltens bedeutet, dass der Patient ein inneres Modell erwirbt, das ihm erlaubt, bei jeder Sequenz des Verhaltens jeweils den nächsten Schritt zu antizipieren. Es findet auch eine hierarchische Organisation der Handlung statt, in dem Sinne, dass übergeordnete Elemente herausgearbeitet werden, die die »unteren« bedingen und steuern.
- **Eintreten eines Desensibilisierungseffektes:** Dadurch, dass bislang gefürchtete oder vermiedene Handlungsabläufe unter entlasteten affektiven Bedingungen praktiziert oder geübt werden, tritt ein Effekt der allmählichen Gewöhnung an die Vorstellung der Verhaltenssequenz ein. Dadurch kann eine beträchtliche Spannung für den Moment der Ausführung auf Verhaltensebene sukzessiv abgebaut werden. 10
- **Einübung eines Bewältigungsverhaltens:** In der Vorstellung übt der Patient den Umgang mit schwierigen Situationen. Während er bislang bei der Vorstellung kritischer Situationen mit Angst und Fluchttendenzen reagierte, probt er hier eine aktive Auseinandersetzung damit, wobei er eine Anzahl von Bewältigungsmöglichkeiten aktualisiert.
- **Provokation negativer Kognitionen:** »Automatische Gedanken«, die eventuell bei der Realisation auftreten, können durch die Übungssituation provoziert werden, so dass eine vorwegnehmende Auseinandersetzung damit möglich wird, gegebenenfalls in Form des Einübens rationaler und differenzierterer Denkweisen.
- **Eintreten eines Entkatastrophisierungseffektes:** Bei der Vorstellung der Situation und seinem eigenen Umgang damit erfährt der Patient in vielen Fällen, dass manche seiner Befürchtungen nicht unbedingt zutreffen müssen oder dass er durchaus Mittel zur Verfügung hat, mit auftretenden Schwierigkeiten fertig zu werden. Dadurch wird die pauschal negative Sichtweise (Katastrophendenken) der entsprechenden Situation relativiert.
- **Erkennen von bei der Realsituation auftretenden Schwierigkeiten:** Aufgrund des Durchspielens der Situation in der Vorstellung können in der Realsituation auftretende Schwierigkeiten erkannt und beseitigt werden. Beck und Greenberg (1979) zitieren das Beispiel einer Frau, die beabsichtigte, am nächsten Tag an einer Gymnastikstunde teilzunehmen. Bei der kognitiven Probe erkannte sie, dass ihr die geeigneten Turnhosen fehlten, sie keinen Zugang zum Auto haben würde usw. Viele Erschwernisse

des Verhaltens, die, wenn sie in der Realsituation eintreffen, den Patienten entmutigen, können auf die Art leicht behoben werden.

Technische Durchführung. Die Anwendung kann so variiert werden, dass sie den Erfordernissen des Einzelfalls entspricht. Dabei gelten folgende Prinzipien:

(1) Soll die Technik mehr systematisch angewandt werden, so werden Situationen dem Schwierigkeitsgrad nach hierarchisch geordnet. Andernfalls werden spontan Einzelsituationen aufgegriffen, die der Patient erwähnt oder die der Therapeutin kritisch erscheinen.

(2) Die Situation wird genauer spezifiziert, wobei besonderer Wert darauf gelegt wird, das Verhaltensziel des Patienten zu bestimmen.

(3) Die Instruktion für die kognitive Probe wird konkretisiert: genaues Vorstellen der Situation, detailreiches und möglichst sinnhaftes Vorstellen des eigenen Verhaltens in allen Sequenzen (verbal-motorisch, affektiv) sowie Achten auf die Folgen des Verhaltens (Reaktionen der Sozialpartner usw.)

(4) Der Patient wird instruiert, sich in die entsprechende Situation hineinzuversetzen und sich den Ablauf (hauptsächlich auch sein eigenes Verhalten) vorzustellen.

(5) Anschließend verbalisiert der Patient seine Vorstellungsinhalte. War seine Vorstellung nicht konkret genug, hat er sein Verhalten nicht genau in allen Sequenzen visualisiert oder wurde die Probe der Situation nicht gerecht (Auslassen wichtiger Umstände usw.), wird er darauf hingewiesen und gebeten, die Übung zu wiederholen.

(6) Nach der konkreten Durchführung berichtet der Patient über den Ablauf seines Verhaltens, über Empfindungen bei der Vorstellung, über eventuelle Ängste, Unsicherheiten oder Erfolgserlebnisse. All diese Punkte werden ausführlich durchgesprochen und eventuell alternative Verhaltensweisen und Kognitionen nahegelegt. Für Erschwernisse, die durch die Probe deutlich wurden, werden gemeinsam mit dem Patienten Lösungen gesucht.

(7) Der Patient wiederholt die Übung so lange, bis das Verhalten (und damit Kognitionen, Emotionen und andere Begleiterscheinungen) in der Vorstellung zu seiner und der Therapeutin Zufriedenheit abläuft.

(8) Es können zusätzliche Erschwernisse in die Übung eingeführt werden (ungünstige Reaktionen bestimmter Personen usw.)

(9) Der Patient wird instruiert, bestimmte Vorstellungen zwischen den Sitzungen zusätzlich zu praktizieren und Verhalten bei neu auftretenden Schwierigkeiten mittels kognitiver Probe zu üben.

Innere Monologe

Durch die Betonung innerer Monologe bekommt das Handeln eine hilfreiche Struktur, an der sich der Patient »festhalten« kann. Bleibt er sprachlich im Kontakt mit sich, so haben parallele Gedanken, Grübeleien und Angstfantasien weniger Einfluss. Sie werden abgeschirmt mit ihrer negativen Emotionalität, die den Handelnden verunsichern und ihn sogar handlungsunfähig machen kann. Die inneren Monologe sollen so gewählt sein, dass sie Sicherheit verleihen, das Selbstvertrauen erhöhen und eine handlungsbezogene positive innere Haltung aufbauen. Vermutlich führt der innere Monolog dazu, dass man sich nicht so allein und verlassen fühlt, sondern dass »jemand«, nämlich mein Selbst, bei mir ist. Man bleibt solidarisch mit sich und nimmt sich wahr als hilfreiche Stütze. Ein inneres begleitendes Sprechen führt zum ersten zu einer besseren Selbstführung, gerade beim Lösen schwieriger Probleme, was in der Forschung gut belegt werden konnte. Zum zweiten kann ein förderlicher innerer Monolog sich vor allem auch bei missglückten Handlungen beruhigend und tröstend auswirken. Das ist eine wichtige Voraussetzung, um das zielführende Verhalten zu bahnen und im Handlungsfluss bleiben zu können. Ein dritter und oft unterschätzter Punkt betrifft einen Monolog, der erreichte Erfolge betrifft. Eine positive und sehr bewusste Sicht auf bisherige Erfolge stellt eine Menge Energie und Mut bereit für zukünftiges Handeln, auch zur Erreichung komplexer Ziele mit Hindernissen. Motivation, Selbstwirksamkeit und der Wille zur Überwindung von Schwierigkeiten kann so verstärkt werden. Nicht zuletzt profitieren Selbstvertrauen, Selbstsicherheit und Selbstwert, die wiederum einen positiven Rückkopplungskreis auf das Handeln ausbilden. Für diese Ziele stellen wir das folgende Material zur Verfügung:

- Arbeitsblatt 26: Die einzelnen Stadien des Handelns
- Arbeitsblatt 27: Hilfreiche innere Monologe beim Handeln
- Arbeitsblatt 28: Umgang mit Erfolgen
- Arbeitsblatt 29: Umgang mit Misserfolgen

Die einzelnen Stadien des Handelns

Handeln

Im Grunde genommen tun wir den ganzen Tag etwas in dem Sinne, dass wir uns in unserer Welt bewegen und das tun, was zu tun ist, damit wir die Lage einigermaßen unter Kontrolle haben. Unter Handeln aber verstehen wir etwas, das darüber hinausgeht.

Info

Wir handeln dann, wenn wir ganz bewusst einen Plan in die Tat umsetzen, den wir uns zur Erreichung unserer Ziele gemacht haben. Es geht also nicht um bloßes Reagieren oder um wirres zielloses Herumsuchen, sondern um bewusste und vorbereitete Aktionen, mit denen wir Veränderungen in unserem Leben schaffen wollen.

So gesehen handeln wir nicht den ganzen Tag. Vieles von dem, was wir tun, läuft fast automatisch ab. Können Sie sich daran erinnern, was Sie heute schon alles getan haben? Gehen Sie es bitte in Gedanken durch. Wie viel davon war tägliche Routine, wie aufstehen, frühstücken, zur Arbeit fahren usw.? Haben Sie auch heute schon Handlungen ausgeführt, so wie wir sie definiert haben? Wenn ja, welche? Haben Sie z. B. eine Kollegin, die Sie schon sehr lange einräuchert, endlich darauf angesprochen, und zwar ruhig, aber bestimmt, so wie Sie es schon lange vorhatten? Die Ausführung von Handlungen, die notwendig sind, damit Sie aus Ihrer Krise herausfinden, werden wir uns jetzt näher anschauen.

Vorbereitungen auf Handeln

Bleiben wir bei dem gerade erwähnten Beispiel: Das Gespräch mit der Kollegin über das Rauchen am Arbeitsplatz. Kein Drama, aber es geht um eine Angelegenheit, die für Sie in zunehmendem Maße ärgerlich wird. Nach langem Zögern haben Sie den Entschluss gefasst, sie gleich nach dem Sommerurlaub darauf anzusprechen, gleich am ersten gemeinsamen Arbeitstag. Am Abend beschließen Sie, das Gespräch, das doch ein wenig heikel ist, in Ruhe vorzubereiten oder anders ausgedrückt, Ihren Plan ganz konkret werden zu lassen. Da ist einmal der äußere Rahmen, in dem das Gespräch stattfinden soll. Unter keinen Umständen in der Hektik des Betriebes oder zwischen Tür und Angel. Sie werden sie in der Mittagspause bitten: »Hast du fünf Minuten Zeit für mich. Ich möchte mit dir über etwas sprechen. Das wäre sehr nett. Wollen wir in den kleinen Teeraum gehen?« Sie wählen den Ort so aus, dass Sie möglichst ausgeruht und ohne äußere Ablenkung in Ruhe sprechen können. Aber nun wollen Sie sich auch innerlich auf das Gespräch vorbereiten.

Die einzelnen Stadien des Handelns

Zuerst überdenken Sie noch einmal klar und deutlich die »Rechtslage«: Es ist völlig in Ordnung, wenn ich ihr sage, dass mich ihr Rauchen zu sehr stört. Sie sitzt mir gegenüber und unser beider Büro ist sehr klein. Ich habe ein Recht darauf, sie zu bitten, einen Kompromiss mit mir zu schließen, der zu weniger Belästigung für mich führt. Ich werde nicht nachgeben, bis wir gemeinsam einen Weg gefunden haben, der für uns beide die Lage erträglich macht.

Dann überlegen Sie, in welcher Form Sie das Gespräch führen wollen: Ich werde laut und deutlich zu ihr sprechen. Ich werde sie dabei anschauen und Blickkontakt mit ihr suchen. Ich sage ihr gleich am Anfang klar und unmissverständlich, was ich will. Ich werde es vermeiden, mich zu rechtfertigen und zu entschuldigen für mein Anliegen. Ich werde unter keinen Umständen laut, pampig oder gar aggressiv, ich werde ruhig und gelassen auf meinem Recht bestehen. Wenn sie gereizt reagiert oder uneinsichtig bleibt, so werde ich das Gespräch abbrechen und in Ruhe über eine neue Vorgehensweise nachdenken. Es war auch dann nicht umsonst. Ich habe zumindest ein Teilziel erreicht, nämlich die Sache in Gang zu bringen.

Bei diesen Überlegungen spüren Sie doch vielleicht etwas Unruhe, vor allem dann, wenn Sie in der Vergangenheit deutlichen Auseinandersetzungen eher aus dem Weg gegangen sind. Für den Fall gibt es eine gute Übung, die im Folgenden vorgestellt wird. Wir nennen sie »Probehandeln«.

Probehandeln

Sportler gehen beim »mentalen« Training bestimmte Bewegungsabläufe immer wieder in der Vorstellung durch. Auf die Art gelingt es ihnen, die Bewegungen immer mehr zu perfektionieren und ihre Ausführung immer besser zu beherrschen. Menschen können auch andere wichtige Bereiche ihres Lebens auf diese Art üben, etwa ihr Verhalten bei einem Vorstellungsgespräch oder die Art, wie sie Kontakt zu anderen aufnehmen. Es ist dabei nicht so wichtig, dass man die Reaktionen anderer nicht immer vorhersehen kann. Es kommt vielmehr darauf an, ein klares, deutliches und lebendiges inneres Bild der eigenen Person zu bekommen: Wie bewege ich mich, wenn ich zur Tür hereinkomme? Wie schaue ich mein Gegenüber an? Was denke ich dabei? Was fühle ich dabei? Wie soll meine Stimme sein? Wie mache ich weiter, wenn dies und jenes kommt usw.? Auf die Art können Sie viele Situationen im Voraus »durchspielen«, ohne bloß abstrakt darüber nachzudenken. Sie bekommen dann ein viel besseres Bild davon und sind innerlich viel besser darauf vorbereitet.

Die einzelnen Stadien des Handelns

Bevor Sie am nächsten Tag die Sache angehen, schaffen Sie noch einmal Klarheit in Ihrem Kopf: Keine Halbheiten, kein »es schnell hinter sich bringen«, sondern Sie sagen sich: »Ich will wirklich dieses Gespräch mit ihr führen.« Bei dem Gedanken machen Sie sich nicht klein, so als wollten Sie möglichst wenig Angriffsfläche bieten, sondern richten sich eher auf und beanspruchen den Raum, der Ihnen zusteht. Es gibt sicher schwierigere Situationen, als die, die wir eben durchgegangen sind, aber auch diese können nach demselben Modell ablaufen.

Von anderen lernen

Sicherlich haben Sie schon Menschen kennengelernt, die Ihnen bei der Art, wie sie die Dinge anpacken oder mit Schwierigkeiten umgehen, doch recht imponiert haben. Nun geht es überhaupt nicht darum, sich selber zu verleugnen oder jemand anderes werden zu wollen. Aber man kann sich schon die eine oder andere Art, sich zu verhalten, von jemand anderem abgucken. Allerdings gilt dies nur für den Fall, dass Sie das, was Sie an ihm beobachtet haben, auch wirklich in die Tat umsetzen können, und dass es zu Ihnen passt, d.h. nicht »aufgesetzt« erscheint. Notieren Sie nun, wer oder welches Verhalten für Sie als Beispiel dienen könnte bzw. von wem Sie für Ihr eigenes Vorgehen etwas lernen können:

Person A hat sich in der Situation X folgendermaßen verhalten

....

....

....

....

Das gefiel mir gut, weil

....

....

....

....

Wiederholen Sie diese Übung mit weiteren Personen und Situationen.

AB 27 • P

Hilfreiche innere Monologe beim Handeln

Meist sprechen wir mit uns selbst beim Handeln, ohne dass wir uns dessen voll bewusst würden. So sagen wir uns: »Los, steh auf, der Wecker hat geklingelt«, »Jetzt muss ich aber aufpassen«, »Das hat mir noch gefehlt«, »Das lässt sich nicht mehr gewinnen« oder »Jetzt ist alles aus«. Solche Selbstgespräche haben nicht das Geringste mit »spinnen« zu tun, es sind ganz normale Phänomene, die bei jedem Menschen vorkommen.

Aber auch wenn uns unsere inneren Monologe oft gar nicht bewusst sind, beeinflussen sie die Art, wie wir uns fühlen und wie wir uns verhalten. Sage ich mir vor einem Bewerbungsgespräch: »Das schaffe ich nie, ich werde mich bis auf die Knochen blamieren«, dann fühle ich mich allein dadurch schon unsicher und ängstlich. Ich werde dann auch dementsprechend auftreten. Sage ich mir hingegen: »Bleib ruhig und warte ab, was kommt«, so kann das die Grundlage für ein gutes Gespräch sein. Das bedeutet: Es gibt nützliche, ermunternde, unser Handeln organisierende innere Anweisungen, die uns helfen, Spannung zu reduzieren und besser voranzukommen. Auf der anderen Seite gibt es solche, die uns entmutigen, unsere Anpassung erhöhen und unser Verhalten ständig stören. So locken uns manche Selbstgespräche in vielfältige Fallen. Glücklicherweise können wir üben, sie bewusster werden zu lassen und auf eine bestimmte Weise so zu verändern, dass sie unseren Nutzen und unser Wohlbefinden erhöhen. Das gilt besonders für »Stresssituationen«, in denen viel für uns auf dem Spiel steht. Mittels einer Verbesserung des inneren Monologs wird es möglich, dem Stress mehr Widerstand zu leisten, um nicht davon überwältigt zu werden. Wir wollen im Folgenden zeigen, welche inneren Sätze bei der Konfrontation mit kritischen Situationen nützlich und welche eher schädlich sind.

Schädlich	**Nützlich**
Vor der Situation:	
Ich habe keine Lust.	Es muss sein, ich weiß ja, warum.
Um Gottes willen, jetzt geht's los.	Ganz ruhig, eins nach dem anderen.
Das wird schrecklich.	Schwierig, aber zu schaffen.
Die reine Katastrophe.	Daran wird mein Leben nicht scheitern.
Ich bin völlig fertig.	Ich bin angespannt, habe mich aber unter Kontrolle.
Was soll ich bloß tun?	Ich habe einen Plan und halte mich daran.

Hilfreiche innere Monologe beim Handeln

Schädlich	Nützlich
Während der Situation:	
Es ist zu viel. Es wird immer schlimmer. Jetzt kriege ich richtig Angst, mein Herz klopft stark. Nur weg hier.	So, jetzt der erste Schritt und an nichts anderes denken. Das wäre geschafft, was kommt als Nächstes. Jetzt kriege ich Herzklopfen, das kenne ich, es darf sein, ich kann trotzdem handeln. Jetzt stehe ich auch das noch durch.
Nach der Situation:	
Ich war außer mir. Das ist sicher schief gegangen. Ich habe noch einmal Glück gehabt. Beim nächsten Mal wird es sicher schief gehen. Ich habe es nicht geschafft. Jetzt ist alles aus.	Das war ganz schön aufregend. In Ruhe abwarten. Das habe ich ganz gut hingekriegt. Ich habe heute viel gelernt. Das kann ich noch brauchen. Ich habe es nicht geschafft. Jetzt muss ich in Ruhe überlegen und mir was einfallen lassen.

Wie Sie sicher merken, hat diese hilfreiche Art, sich selbst zu begleiten, nichts mit unumstößlichem Optimismus oder mit Schönfärberei, mit einem Wort mit »positivem Denken« zu tun. Anweisungen der Art »Alles, was passiert, ist ein Erfolg, man muss ihn nur sehen.« gehen leider oft an der Wirklichkeit vorbei. Um wirklich hilfreich zu sein, muss unser innerer Monolog durchaus den Ernst der Lage zur Kenntnis nehmen. Er soll uns aber helfen, unser Verhalten so zu organisieren, dass unsere Aussichten dadurch besser werden.

Anwendungsübungen
Damit Sie eine dauerhafte positive Wirkung haben, ist es notwendig, die hilfreichen Selbstanweisungen in wirklichen Situationen auszuprobieren. Dabei können Sie wieder mit Vorstellungsübungen beginnen. Sie stellen sich einige schwierige Situationen vor, wie zum Beispiel einen Besuch beim Zahnarzt für eine unangenehme Behandlung. Dann stellen Sie sich vor, wie Sie mittels eines konstruktiven Monologs die Situation Schritt für Schritt meistern (vergessen Sie nicht, die einzelnen zeitlichen Abschnitte zu berücksichtigen). Das nächste Mal, wenn Ihnen etwas bevorsteht, was durchaus kritisch

Hilfreiche innere Monologe beim Handeln

sein könnte, nehmen Sie sich vor, auf den inneren Monolog zu achten und ihn ähnlich wie in der Vorstellungsübung möglichst günstig zu gestalten. Das wird sie in der Situation selbst nicht stören. Je öfter Sie dies üben, desto mehr wird Ihnen diese positive Art, mit sich umzugehen, in Fleisch und Blut übergehen, und Sie werden mehr und mehr automatisch auf diese Art vorgehen. Es wird Ihnen zunehmend leichter fallen offen zu bleiben und damit aus der »unteren Froschperspektive« in die Vogelperspektive zu wechseln, was ein flexibles und angepasstes Auswählen und befriedigendes Ausführen von Handlungen ermöglicht.

Überlegen Sie nun, welche Handlungen in nächster Zeit für Sie wichtig sind:

Zeitpunkt	**Ziel**	**Was ist zu tun?**	**Mögliche Hilfen**

Umgang mit Erfolgen

Selbstverstärkung lernen: Sensibilisierung für Erfolge
Neben dem selbstdienlichen Umgang mit Misserfolgen ist aktive Selbstverstärkung bei eigenen Erfolgen sehr sinnvoll und lohnenswert. Sie ist wichtig auch v. a. bei mangelnder Anerkennung von außen für das eigene Selbstbewusstsein, Selbstwirksamkeitsgefühl und Selbstwertgefühl.

Kinder, die mehr lobende als entmutigende Wörter von ihren Eltern bezogen auf ihre Person hören, haben ein besseres energetisches Körperbudget (d. h. einen höheren globalen inneren Energievorrat) als umgekehrt (Hart & Risley, 2003).

Oftmals werden Erfolge aber als normal und nicht erwähnenswert betrachtet. Sie werden übergangen und man geht gleich zur nächsten Aufgabe über. Janet (1919) beschreibt ein sogenanntes Triumphgefühl, das Tiere oder Kinder auch nach *kleinen* Erfolgen voll ausleben und ausdrücken. Bei ihnen gilt noch »Eigenlob stimmt« statt »Eigenlob stinkt«. Dabei hat Eigenlob nichts mit Überhöhung über andere zu tun. Es hat die Funktion alles, was an Aktivitäten und Anstrengungen nötig war, um ein Ziel zu erreichen, zu bekräftigen, sodass wir das nächste Mal weniger die Mühe scheuen und vermeiden, sondern zunehmend mutig, energetisiert und tatkräftig handeln.

Ein Beispiel:
Frau Ulrich nimmt sich vor, sich selbst zu verstärken, auch wenn ihr das Ganze »etwas merkwürdig« vorkommt: »Ich kenne das nicht. Ich werde ja auch zu Hause oder auf der Arbeit kaum verstärkt. Aber ich versuche es für mich. Ich habe alte Arbeitsmaterialien aus meinem Regal ausgeräumt ohne Wehmut. Ich habe Platz für Neues geschaffen. Dafür versuche ich mich jetzt zu verstärken. Ich stelle mir meine Arbeit und meinen aufgeräumten Bereich vor (*Sie lässt sich Zeit*). Jetzt kommen Gefühle von Stolz, Zufriedenheit, Freude in mir auf, dass ich einen Teil beendet habe (*Sie lächelt etwas*). Ich lasse die Gefühle auch im Körper ausbreiten. Ich spüre gerade im Gesicht vom Kinn bis in die Augen und Wangenbereich zunehmend Entspannung und etwas Leichtigkeit. Wenn ich den Körper durchgehe, empfinde ich Wärme in der Brust und Weite. Sie strahlt bis in den Bauch. Die Anspannung ist weg, das Einengende wird weniger. Gut so.

Jetzt werte ich das Ganze aus:
Was habe ich erreicht? Ich kann das Zimmer wieder betreten. Ich konnte mich von vielem trennen, aussortieren. Das fiel mir früher schwer, es war auch jetzt nicht ganz leicht. Ich habe wieder mehr Platz.

Umgang mit Erfolgen

Was hat dazu geführt und was habe ich besonders gut gemacht? Ich habe mir Zeit gelassen, mich nicht mehr unter Druck gesetzt. Ich sagte mir, es dauert, solange es dauert. Ich habe irgendwann einen Plan entwickelt: Das ist für die eine Person, das für die andere, was kann in den Müll, was sortiere ich wieder für mich ein. Und das nicht wahllos, sondern nach System. Ich habe mir 2 bis 3 Stunden Zeit genommen mit Pausen und dann gesagt, dann gucke ich mal, wie weit ich komme und wie ich weiter damit umgehe.

Was waren meine Stärken dabei? Die Antwort darauf fällt mir nicht so leicht … (*Pause*). Planen zu können, meine Ausdauer, aber auch mein hilfreicher Blick auf mich, was ich brauche und mir dann sage. Ich kann mir mehr Fürsorge zugestehen und geben. Ich habe mich nicht verloren, sondern die Zeit begrenzt, ich sagte zu mir: »Schluss, aus, für heute ist das jetzt erledigt. Morgen geht es weiter!« Flexibilität, Zeitbegrenzung und Selbstfürsorge sind auch wichtige Stärken.

Habe ich trotzdem Fehler gemacht? Ja, ich habe die schweren großen Sachen nicht nach unten geräumt, was mehr Sinn ergeben hätte. Dann musste ich wieder alles umräumen, was ich dann nicht alles geschafft habe. Es hat Zeit gekostet und wäre vermeidbar gewesen, aber ich ärgerte mich diesmal nicht, es ist so, wie es ist. 10

Was bedeutet das Ganze für meine weitere Arbeit an mir? Ich möchte weiter so entspannt, planvoll und wohlwollend mit mir umgehen, wenn etwas zu erledigen ist. Und das »Muss« wird jetzt auch aussortiert!«

Übung: Selbstverstärkung durch angemessenen Umgang mit Erfolgen:
Sie können für die folgende Übung *auch kleinere alltägliche Zielerreichungen nutzen.* Es können im Hier und Jetzt erreichte Erfolge sein oder solche aus der Vergangenheit (ein erfolgter früherer schwieriger Zahnarztbesuch, sich zum Sport oder einer anderen Aktivität durchgerungen zu haben, sich gegenüber einem Familienmitglied auf einer Feier klar positioniert zu haben, etwas erledigt zu haben etc.).

Legen Sie Ihr *Augenmerk auch auf Teilziele oder Teilerfolge* auf der Arbeit oder zu Hause. Während des Handelns auf ein Ziel hin sind, wie bereits früher aufgeführt, oft mehrere Handlungsschritte notwendig. Jedes dieser Schritte ist auf ein Teilziel, ein Teilerfolg ausgerichtet. Versuchen Sie auch solche Teilerfolge zu verstärken, dann werden die nachfolgenden Handlungsschritte mutiger und leichter vollzogen. Sie stocken weniger und bleiben im Fluss der Handlung.

(1) Nehmen Sie es erst einmal ohne Wenn und Aber zur **Kenntnis**, dass Sie Ihre oder vorgegebene Ziele erreicht haben. Wenn Sie dazu neigen, zu selbstkritisch zu sein, dann stellen Sie sich vor, Ihr Freund oder Ihre Freundin hätte das Gleiche geleistet. Wie würden Sie dann reagieren?

Umgang mit Erfolgen

(2) Lassen Sie Gefühle von Zufriedenheit, Freude und Stolz sich voll **entfalten**. Genießen Sie sie, geben Sie sich ihnen hin, statt sie sich zu vermiesen. Sie haben ein Anrecht darauf, und es ist weder albern noch läppisch, sich »wie ein Kind« zu freuen. Vielleicht ist es am Anfang noch etwas unvertraut. Spüren Sie diese Gefühle auch im Körper. Richtet er sich etwas auf? Spüren Sie Weite in der Brust? Eine höhere Präsenz, eine angenehme körperliche Spannkraft? Bleiben Sie ein wenig dabei, um die körperliche Seite zu verstärken und so auch automatisch Ihre mentale Spannkraft für die Zukunft.

(3) **Drücken** Sie Ihre Freude und den Grund dafür auch **nach außen** hin aus, vor allem Menschen gegenüber, die Ihnen vertraut und wichtig sind. Lassen Sie sich mit gutem Gewissen für Ihre Leistungen loben.

Nehmen Sie sich etwas Zeit für diese Übung, gerade für das Spüren des Erfolges im Körper. Wiederholen Sie die Übungen. Aus dem Körpergedächtnis kann dadurch für späteres Handeln mehr Kraft und willentliche Überwindungsenergie abgerufen werden. Dadurch werden selbst schwierigere Handlungen zunehmend leichter und weniger ermüdbar erlebt. Den kritischen inneren Stimmen und Zögerlichkeiten können Sie sich klarer stellen, sie treten mehr und mehr in den Hintergrund.

Falls es sich bei dem von Ihnen gewählten Ziel anbietet und Sie die Wirkung auf Ihr Selbstbewusstsein noch mehr intensivieren und verfestigen möchten, können Sie zu Schritt (4) übergehen. Ansonsten können Sie es bei den Schritten (1)–(3) belassen.

(4) Wenn die freudige Erregung nachlässt, dann nehmen Sie sich Zeit und **werten die Situation noch einmal** aus: Was haben ich erreicht? Was hat dazu geführt? Was haben ich eventuell besonders gut gemacht? Welche meiner Stärken und Fähigkeiten waren im Spiel? Habe ich trotzdem Fehler gemacht und wie kann ich damit umgehen? Was bedeutet das für meine weitere Arbeit an mir? Schreiben Sie die Antworten dieser Situationsanalyse am besten auf.

Indikation: Nutzen Sie die vorgeschlagenen Übungen, wenn Sie innerlich schon leichter auf Selbstverstärkungen und Lob ansprechen und sich nicht mehr in einer tiefen Krise mit großem Unbehagen befinden. In einer solchen Krise sind Sie oft noch nicht empfänglich und annahmebereit für Eigenlob oder Sie wehren es selbst bei Erfolgen ab.

In der Regel wechseln sich aber während des Prozesses der Krisenbewältigung bessere mit schlechteren Befindensphasen ab. In guten Phasen werden die Übungen leichter fallen. Werten Sie also die Ihnen zunächst unvertraut erscheinenden Übungen zur Erfolgssensibilisierung nicht gleich und für die Zukunft ab.

Sie werden mit Übung und Geduld zunehmend in der Lage sein, diese Ihr Selbst kräftigende Methode gewinnbringend zu nutzen.

»Loben ist wie eine Art Lieben; Wer möchte das abschütteln?«, sagt Robert Walser.

AB 29 • P

Umgang mit Misserfolgen

Das Erleben von wirklichen Misserfolgen (nicht nur von subjektiven Misserfolgserlebnissen) stellt eine kritische Situation dar. Sie haben sich ein Ziel gesetzt oder einen Auftrag erhalten, haben überlegt, Pläne gemacht und sind oft mit großem Engagement, mit viel Mühe und Energie an die Arbeit gegangen. Vielleicht haben Sie auch Opfer gebracht und auf manches verzichtet. Sie haben viel Hoffnung mit einem Gelingen Ihres Projektes verbunden und nun haben sich die Dinge so entwickelt, dass scheinbar alles umsonst war: Sie haben selbst gemerkt, dass Sie gescheitert sind und Ihr Ziel nicht erreicht haben oder andere haben es Sie mit mehr oder weniger Taktgefühl, aber unmissverständlich wissen lassen.

An dieser Stelle sind Sie an einer Art Scheideweg angekommen, an einem Punkt, an dem wichtige Weichen für die Zukunft gestellt werden. Doch bevor wir darauf eingehen, gilt es, eine Entwicklung zu verhindern, die unter allen Umständen nur negative Folgen hätte.

Depressive Verallgemeinerungen als Reaktion auf Misserfolge

Selten ist es so, dass Ereignisse eine einzige Ursache haben. Meist muss vieles zusam- **10**
menwirken, damit etwas geschieht. Auch wenn Sie einen Misserfolg erlebt haben, hat das in der Regel mehrere Gründe. Ihre eigene Vorgehensweise, die Art, wie Sie die Sache angepackt und durchgeführt haben, hat mit Sicherheit eine Rolle, vielleicht sogar eine große Rolle dabei gespielt. Aber es haben auch andere Faktoren mitgespielt: Andere Menschen, die an der Sache beteiligt waren, Umstände, die sich als ungünstiger herausgestellt haben, als es zu erwarten gewesen wäre und vieles andere mehr. Sie haben Ihr Ziel nicht erreicht, das ist nicht zu leugnen, aber ganz allein verantwortlich für das, was geschehen ist, sind Sie bestimmt nicht.

> **Wichtig**
>
> Eine erste depressive Verallgemeinerung besteht darin zu glauben, dass Sie selber allein ausschlaggebend für den Lauf der Dinge gewesen seien. Machen Sie sich klar, dass dies nicht so ist. Übernehmen Sie Ihren Teil der Verantwortung, aber nicht mehr.

Wenn Sie sich mit der Frage beschäftigen, auf welche Art Sie selbst zum Scheitern beigetragen haben, so können Sie zu zwei ganz verschiedenen Antworten kommen:

Sie können die Ursachen des Misserfolgs analysieren und sich sagen: »Ich habe dieses und jenes falsch gemacht, hier hätte ich so und so verfahren sollen, ich habe versäumt zu berücksichtigen, dass ...aha, jetzt ist mir das klarer« usw. Diese Art der Analyse ist in Ordnung. Sie bezieht sich auf Ihr Verhalten.

Aber anders verhält es sich, wenn Sie zu folgendem Urteil kommen: »Es ist so gelaufen, weil ich inkompetent bin, ich bin einfach solchen Schwierigkeiten nicht gewachsen.« Wenn Sie so denken, machen Sie nicht Ihr Verhalten, z. B. Fehler in Ihrer Vorgehensweise, für das Scheitern verantwortlich, sondern Ihre ganze Person. Sie haben halt bestimmte Qualitäten nicht, die notwendig gewesen wären und das ist alles.

Aber Sie können auf die Art noch weitermachen. Sie können im nächsten Schritt Ihrer depressiven Verallgemeinerungen feststellen: »Ich war schon immer so. Kein Wunder, dass ich nur Misserfolge erlebt habe. Alles, was ich angefasst habe, ist fehlgeschlagen, kaum etwas ist mir je gelungen.« Und schließlich holen Sie zum letzten Schlag gegen sich selbst aus: »Und so wird es immer sein, so wird es weitergehen. Egal wie ich mich anstrenge, ich habe keine Chance, je aus dem selbstverschuldeten Schlamassel herauszukommen. Wozu soll ich denn überhaupt noch rackern, das hat doch alles keinen Sinn.« Wenn Sie so denken, ist es konsequent, dass Sie von der Zukunft nur Katastrophen und Demütigungen erwarten: Wenn die anderen jetzt noch nicht wissen, was für ein Versager Sie sind, es wird bald alles auffliegen und dann ist es aus.

Wir fassen die wichtigsten Formen depressiver Verallgemeinerungen, die Sie unter allen Umständen vermeiden sollen, noch einmal zusammen:

- Ich bin ganz allein für einen Misserfolg verantwortlich.
- Ich bin gescheitert, weil ich dumm, unfähig und inkompetent bin.
- Ich war schon immer so. Deshalb habe ich immer nur Misserfolge erlebt.
- Es wird immer so bleiben.
- Es hat keinen Sinn, etwas dagegen zu tun.

Situationsanalyse nach einem Misserfolg

Ein angemessener Umgang mit Misserfolgen besteht darin, das Ereignis genauer zu betrachten und Konsequenzen daraus zu ziehen, statt sich Vorwürfe zu machen. Das bedeutet, dass Sie bei Ihren nächsten Aufgaben anders vorgehen, je nachdem, woran Ihre letzte Aufgabe gescheitert ist. Vergegenwärtigen Sie sich nun eine Situation, in der Sie Misserfolg hatten. Analysieren Sie diese Situation, indem Sie die folgenden Fragen beantworten.

Welche Ziele standen für mich im Vordergrund?

....

....

....

Umgang mit Misserfolgen

Was habe ich getan, um meine Ziele zu erreichen?

....

....

....

Ist die aktuelle Situation so, dass ich mir schon ein Urteil über die Ergebnisse meiner Bemühungen bilden kann?

....

....

....

Benötige ich noch zusätzliche Informationen? Welche?

....

....

....

Ist keines meiner Ziele erreicht oder annähernd erreicht worden? Kann ich wirklich von einem Misserfolg sprechen?

....

....

....

Analyse der Ursachen

Waren meine Ziele unter den gegebenen Umständen realistisch?

....

....

....

Umgang mit Misserfolgen

Sind Teile meiner Planung und meiner Vorgehensweise für die Misserfolge mitverantwortlich?

....

....

Welche äußeren Umstände (Verhältnisse, andere Menschen usw.) sind für die Misserfolge mitverantwortlich?

....

....

Bedingungen für einen erneuten Versuch

Welche Veränderungen in meinen Plänen und an meiner Vorgehensweise sollte ich vornehmen?

....

....

Ist das möglich und realistisch?

....

....

Waren die äußeren Hindernisse vorübergehender Natur oder sind sie dauerhaft? Lassen sie sich überwinden? Wenn ja, wie?

....

....

Kann ich für Unterstützung sorgen?

....

....

11 Modul 10: Mit Problemen und Schwierigkeiten umgehen

11.1 Einleitung für Therapeuten

Ausgangslage

D'Zurilla und Goldfried (1971) schreiben: »Vieles von dem, was wir als ›abnormes Verhalten‹ oder als ‚seelische Störung‹ bezeichnen, kann als *ineffektives* Verhalten oder als dessen Konsequenz angesehen werden, insofern als das Individuum unfähig ist, bestimmte problematische Situationen in seinem Leben zu meistern. Dabei haben seine unadäquaten Lösungsversuche unerwünschte Konsequenzen wie Angst, Depression usw.«

Auch eine Anpassungsstörung ist letztlich teilweise darauf zurückzuführen, dass die bisherigen Problemlösekompetenzen eines Menschen an seine Grenzen stoßen und einer veränderten Situation nicht mehr gerecht werden können. Sie haben dann oft eine lange Reihe von fehlgeschlagenen »Problemdefinitionen« und »Lösungsversuchen« hinter sich. Der Therapieaufnahme geht häufig eine Bankrotterklärung in Bezug auf diese Versuche voraus, die sich in den typischen Symptomen einer Krise äußert und in der Übernahme der »Patientenrolle« gipfelt. Der Patient ist in dieser Phase unfähig, das eigene Motivationssystem mit den Gegebenheiten der aktuellen Lebenslage in Einklang zu bringen oder die Lebenslage aktiv so zu verändern, dass eine Befriedigung der Bedürfnisse besser gewährleistet ist. Die häufige Konsequenz dieser Situation ist »Demoralisierung«. Diese Haltung soll durch eine »problemlösezentrierte« Einstellung ersetzt werden. Diese beinhaltet, dass der Patient seine Probleme nicht als »existenzielle Katastrophe« empfindet, gegen die es keine Mittel gibt, sondern lernt, Situationen rational zu analysieren, Entscheidungen zu treffen, um aktiv und selbständig die Behebung der Schwierigkeiten in Angriff zu nehmen. Das Einüben einer solchen problemlösezentrierten Haltung bringt eine Reihe von wichtigen, wünschenswerten Effekten mit sich.

- **Kognitive und verhaltensmäßige Aktivierung:** In Problembereichen, in denen aufgrund von Hilflosigkeit oder Vermeidungsverhalten bislang kein oder wenig Bewältigungsverhalten gezeigt wurde, wird ein konstruktiver Umgang mit der Situation kognitiv und auf der Verhaltensebene in die Wege geleitet.
- **Ausweitung des Verhaltensrepertoires:** Eingeschliffene Reaktionsmuster, die sich als ineffektiv erwiesen haben, werden durch neue Verhaltensalternativen ersetzt. Dadurch wird eine größere Handlungskompetenz vermittelt und die Empfindung aufgebaut, auch unter unvorhergesehenen Umständen noch adäquat reagieren zu können.

- **Training von Entscheidungsverhalten:** Es werden dabei die folgenden, häufig auftretenden Schwierigkeiten berücksichtigt: (1) Der Patient lernt, Entscheidungsalternativen konkret und auf sein Ziel bezogen zu formulieren. (2) Er lernt, ab einem gewissen Punkt den Informationseinholungs- und Verarbeitungsprozess abzuschließen und sich damit abzufinden, dass er sich nicht total absichern kann. (3) Er lernt, sich für eine Alternative zu entscheiden, auch wenn sie noch durch eine gewisse Ambivalenz gekennzeichnet ist. Er wartet nicht auf den hypothetischen Punkt, wo er sich rational und affektiv »hundertprozentig« für eine Alternative entscheiden kann. (4) Er lernt, mit Dissonanzen, Zweifeln und Unsicherheiten umzugehen, die *nach* der Entscheidung auftreten können und die die Ausführung der gewählten Alternativen verzögern oder verhindern.

11.2 Veränderungsziele und Patientenmaterial

Um eine problemlöseorientierte Haltung zu etablieren und angemessenes Problemlöseverhalten zu trainieren, stellen wir das folgende Material vor:

- Arbeitsblatt 30: Das Lösen von Problemen: ein Beispiel
- Arbeitsblatt 31: Die wichtigsten Regeln beim Umgang mit Problemen
- Arbeitsblatt 32: Analyse eigener Probleme

Das Lösen von Problemen: ein Beispiel

Was sind Probleme?

Von einem Problem sprechen wir dann, wenn Folgendes gegeben ist: eine unerwünschte aktuelle Lage; ein angestrebter Zielzustand; Barrieren oder Hindernisse, die es nicht erlauben, gleich den angestrebten Zielzustand zu erreichen; Ressourcen, Talente, Stärken und Erfahrungen, die dabei behilflich sind, die Barrieren zu überwinden.

Wenn Sie unbedingt aus der grauen, kalten und unfreundlichen Stadt flüchten wollen und nicht genügend Geld für eine Reise in den Süden haben, so haben Sie ein Problem, aber es ist grundsätzlich lösbar. Sie können handeln, indem Sie sich Geld bei einer Freundin ausborgen, einen Kredit aufnehmen und sicher noch einiges mehr.

Info

Von Problemen sprechen wir nur dann, wenn der gewünschte Zustand, der in Ihrer aktuellen Lage nicht verwirklicht ist, grundsätzlich durch eigenes Handeln erreichbar ist, egal, wie schwierig es auch sein mag. Lösungsstrategien sind dabei nicht einfach abrufbar, sondern müssen erst erarbeitet werden.

Wenn jemand Übergewicht hat, so mag er dermaßen in seinem Wunschdenken verfangen sein, dass er nicht bis an den Kern des Problems vorstößt. Er träumt dann von Wunderdiäten, kalorienfressenden Pillen und Ähnlichem mehr. Er möchte lediglich die negativen Konsequenzen, d.h. das Übergewicht, loswerden und operiert dabei mit Utopien. Das richtig formulierte Problem aber lautet: Wie kann ich mich in die Lage versetzen, mein Essverhalten zu kontrollieren und mich konsequent mehr zu bewegen. Das Wesen einer rein passiven Einstellung besteht darin, immer wieder bloß die schlechte eigene Lage zu bedauern und bei anderen darüber zu klagen. Bestenfalls werden dann irgendwelche »utopischen« Lösungsmöglichkeiten vorgestellt.

So mag jemand das starke Bedürfnis haben, von anderen gemocht und anerkannt zu werden, aber gleichzeitig das Gefühl haben, dass dem nicht so ist. Schließlich macht sich ein Gefühlskomplex breit, den wir Frustration nennen. Das Bedürfnis nimmt immer mehr Raum in seinem Leben ein und er muss immer wieder feststellen: »…auch die beachtet mich nicht«, »…auch von dem habe ich wieder keine Anerkennung bekommen« usw. Von dem Punkt an kann die innere Entwicklung in drei gleichermaßen ungünstige Richtungen abgleiten:

Das Lösen von Problemen: ein Beispiel

- Ärger, Verdrossenheit und Aggression nehmen überhand. Das Verhältnis zu den Mitmenschen wird immer schlechter: Alle sind falsch, oberflächlich, ja verachtungswürdig. Es entsteht die Haltung: »Bei jeder Auseinandersetzung oder Enttäuschung sollte man möglichst gleich zuschlagen. Das ist der einzige Weg, um sich ein wenig Respekt zu verschaffen.«
- Enttäuschung und Niedergeschlagenheit nehmen überhand: »Wenn niemand mich mag, dann kann es nur einen Grund dafür geben: Ich bin nichts wert, nicht attraktiv, in einem Wort nicht liebenswürdig. Ich verdiene es dann auch nicht, von mir geachtet zu werden. Es hat alles keinen Sinn.«
- Fluchttendenzen aus der unbefriedigenden Lage nehmen überhand. Man flieht in eine Märchenwelt, kommt sich grandios und den anderen überlegen vor. Eine narzisstische Persönlichkeitsstörung entwickelt sich. Der Größte bedarf nicht der Anerkennung der Zwerge, die eigene Größe reicht ihm aus. Oder die Flucht erfolgt in Alkohol, Drogen oder anderes, was dazu führt, dass man sich ganz kurzfristig grandios fühlt.

Um diesen Entwicklungen entgegenzuwirken, muss etwas anderes geschehen – und es kann etwas anderes geschehen. Wie dies aussehen kann, soll am Beispiel der Anerkennung durch andere gezeigt werden.

Ein Beispiel: Frau Renge sucht Anschluss
Frau Renge, 58, stellt zwei Jahre nach dem Tod ihres Mannes fest, dass sie zunehmend in die Isolation geraten ist. Bekanntschaften, die aus der beruflichen Sphäre ihres Mannes stammten, waren eingeschlafen. Der Sohn hatte im Ausland eine Familie gegründet und bis auf ein oder zwei Besuche im Jahr gab es nur Telefonate. Zu den Nachbarn unterhielt sie Beziehungen, die über das übliche Grüßen nicht hinausgingen. Eine gute Freundin oder gute Bekannte gab es nicht. Wegen dieser misslichen Lage verspürte Frau Renge ein zunehmendes Gefühl der Vereinsamung und ein starkes Bedürfnis nach menschlicher Gesellschaft. Sie dachte: »Eigentlich bin ich doch eine ganz passable Person, nicht einmal besonders kompliziert. Früher war ich sogar recht beliebt. Was ist bloß aus mir geworden?« Sie stellte öfter fest, sie müsse etwas unternehmen, aber dabei blieb es dann auch. Einmal dachte sie an eine konkrete Möglichkeit, nämlich einen Wohnungswechsel. Aber dann schreckte sie innerlich augenblicklich vor so viel Aufwand zurück und die Angelegenheit war erledigt. Nicht, dass sie die Hoffnung ganz verloren hätte, wieder etwas mehr in den Mittelpunkt des Lebens zu gelangen. Mit der Zeit wurde das, was ihr zu dem Thema einfiel, immer utopischer. Vielleicht zieht eine neue Nachbarin ein, und es entsteht ein ganz guter Draht zwischen uns. Vielleicht führt die berufliche Entwicklung des Sohnes ihn wieder zurück in seine Heimatstadt und ich kann mich um die Enkelkinder kümmern. Vielleicht gewinne ich im Lotto und kaufe mich in ein Apparte-

Das Lösen von Problemen: ein Beispiel

menthaus in Mallorca inmitten ganz netter Leute ein. Wie können wir Frau Renge helfen, aus ihrem Dilemma herauszukommen?

Der erste Schritt ist etwas schwierig zu beschreiben. Es ist notwendig, dass Frau Renge diesen Teil ihrer Lebenslage als Problem überhaupt erst begreift. Bisher dachte sie: Ich bin einsam, ich werde alt, kein Mensch kümmert sich mehr um den anderen. Sie bedauerte und beklagte sich, versackte in Grübeleien und das war alles.

Etwas anderes ist es, wenn sie denkt: Halt, es gibt da ein Problem in meinem Leben. Da hat eine Entwicklung in die falsche Richtung stattgefunden. So geht es nicht weiter, ich muss jetzt anfangen, mich um dieses Problem zu kümmern. Wenn sie so denkt, hat sich ihre Einstellung gewandelt. Sie ist nicht mehr bloß darauf eingestellt, ihre Lage zu betrauern, sondern auch zu handeln. Und sie fängt an zu überlegen:

- **Meine aktuelle Lage:** Zu wenig Menschen, für die ich etwas bedeute, die etwas von mir lernen können, zu wenig Möglichkeiten zu Gesprächen oder zu gemeinsamen Aktivitäten, mir fehlt auch eine nahe Bezugsperson in der Stadt. Ich habe insgesamt zu wenig Anregung durch andere Menschen und verkümmere dabei immer mehr.
- **Gewünschter Zustand:** Nette Bekanntschaften, viel Anregung durch andere, aber auch für andere wichtig sein können, mehr Aktivitäten, wieder ein ausgefülltes Leben, wenig oder gar keine Einsamkeitsgefühle.
- **Hindernisse, Barrieren:** Kenne zu wenig Leute, habe keine Hobbys, keine besonderen Kenntnisse, will das Risiko nicht eingehen, abgewiesen zu werden. Einstellungen wie »Warum soll ich auf andere zugehen, andere sollen auf mich zugehen« sowie »Das ist mir alles zu mühsam, ich kann doch in meinem Alter keine neuen Sachen anfangen«, eine gewisse Schüchternheit.

11

An der Stelle bemerken Sie, dass sich eine gewisse »Risikoscheu« sehr stark als Barriere bei Frau Renge erweist. Kennen Sie diesen Konflikt zwischen dem Bedürfnis nach Sicherheit und dem Bedürfnis nach Expansion oder Wachstum? Das eine hält sie zurück und hemmt Sie. Im Interesse der Sicherheit hängen Sie an dem, was Sie haben und an der Vergangenheit. Die andere Kraft drängt Sie dazu, sich zu verändern und einen Neubeginn zu wagen, auch wenn er mit Risiken verbunden ist.

Um sich diesen Konflikt innerlich besser vergegenwärtigen zu können, suchen Sie doch bitte in Ihrem Leben nach wichtigen Entscheidungen, bei denen das Bedürfnis nach Sicherheit die Oberhand behielt.

....

....

....

Das Lösen von Problemen: ein Beispiel

Suchen Sie in Ihrem Leben nach Entscheidungen, bei denen das Bedürfnis nach Neuem und nach Veränderung die Oberhand behielt.

....

....

....

Ihre momentane Einstellung: Was hat aktuell für Sie Priorität, Sicherheit oder Veränderung, und aus welchen Gründen?

....

....

....

Frau Renge sieht sich die Auflistung der Hindernisse, die der Realisierung ihrer Ziele im Weg stehen, mit einer gewissen Distanz an und stellt fest: »Die wichtigsten Barrieren sind in mir selber. Es sind vor allem mein hoher Anspruch und meine Angst vor Niederlagen, die ich angehen muss. Alles andere wird dann leichter zu handhaben sein.«
Ressourcen. Es gibt nicht nur Hindernisse, außerhalb von uns wie auch in uns, sondern wir haben auch Stärken, Fertigkeiten, Erfahrungen und andere Möglichkeiten, die Lage zu bewältigen. Sie geben Rückhalt und stehen uns zur Verfügung, wenn es darum geht, für unsere Interessen zu kämpfen. Frau Renge stellt fest: »Ich bin gesund, noch in einem passablen Alter und finanziell gut abgesichert. Ich habe ein gutes Verhältnis zu meinem Sohn und meine beiden Enkelkinder sind ganz lieb zu mir. Auch meine Schwiegertochter ist nicht die allerübelste. Ich habe eine gute Schulbildung und lerne leicht. Mein Gedächtnis und meine Konzentrationsfähigkeit sind noch ganz gut, wenn auch etwas ungeübt. Auf andere zuzugehen, fällt mir nicht leicht, aber wenn der erste Schritt getan ist, geht es. Ich kann mich dann ganz gut mit Menschen unterhalten und mich auf sie einlassen. Ich bin also keineswegs verkalkt und nicht mehr in der Lage, mich umzustellen, auch was meine Lebensauffassung anbelangt. Auch in der Vergangenheit war ich lernfähig und in der Lage, mich an neue Situationen anzupassen. Außerdem: Wenn gar nichts an mir wäre, hätte mein Mann es nicht so viele Jahre mit mir ausgehalten.«

Aufbauend auf ihrer Analyse der Probleme, vor allem der Hindernisse und Ressourcen, geht Frau Renge in die Planungsphase, wie wir es in den Patientenmaterialien 22 und 23 beschrieben und geübt haben. Doch dabei hat sie sich mit ihren inneren Hindernissen auseinanderzusetzen. Sie braucht einen gewissen Einstellungswechsel, um die Sache in Angriff zu nehmen. Sie listet ihre Hauptbefürchtungen noch einmal auf und

Das Lösen von Problemen: ein Beispiel

argumentiert dagegen. Sie greift dabei auf ihre Erfahrungen zurück und auf das, was Menschen, von denen sie etwas hält, darüber denken. Sie versucht, sich einen nützlichen, differenzierten, zukunfts- und wachstumsorientierten Standpunkt zu erarbeiten. Vor allem behält sie ihre Bedürfnisse und die damit in Verbindung stehenden Ziele im Auge. Sie stellt sich vor, wie es sein könnte, wenn sie Erfolg hätte und fragt sich auch, »Was hätte mir mein verstorbener Mann geraten, was hätte ihm gefallen?«

Versuchen Sie doch bitte aus Übungsgründen, Frau Renge Argumentationshilfen zu geben. Was meinen Sie zu ihren Befürchtungen? (Vielleicht haben Sie ja auch gelegentlich solche Bedenken.)

Vorurteil: Ich will das Risiko nicht eingehen, abgewiesen zu werden.
Argumente dagegen:

....

....

....

Vorurteil: Warum soll ich auf andere zugehen, andere sollen auf mich zugehen. 11
Argumente dagegen:

....

....

....

Vorurteil: Ich kann doch in meinem Alter keine neuen Sachen anfangen.
Argumente dagegen:

....

....

....

Die wichtigsten Regeln beim Umgang mit Problemen

Es folgen einige Hinweise, die den Umgang mit Problemen erleichtern und die Ergebnisse bei Lösungsversuchen optimieren.

- **Nicht gegen Hindernisse anrennen:** Wenn Sie merken, dass Sie an einer Stelle nicht weiterkommen, so versuchen Sie es nicht mit der Brechstange immer auf dem gleichen Weg, der bislang nicht zum Erfolg geführt hat.
- **Eine Pause einlegen:** Treten Sie im Geist »einen Schritt zurück«, um negative Gefühle wie Ärger und Enttäuschung abklingen zu lassen. Nehmen Sie sich Zeit, um die Lage neu zu überdenken.
- **Warten können:** Oft entwickeln sich die Verhältnisse ganz von selbst in Ihrem Interesse, ohne dass Sie groß etwas dazu tun. Jemand denkt nach und entscheidet sich dann in Ihrem Sinne oder über irgendeine Sache wächst Gras. Etwas mehr Gelassenheit kann oft Wunder wirken.
- **Es anders versuchen:** Überlegen Sie, ob die Art, wie Sie bislang vorgegangen sind, die einzig mögliche ist. Tolerieren Sie die dabei aufkommende Unsicherheit, dann wird sie mit der Zeit abgeschwächt und beruhigt sich. Dadurch haben Sie besseren gedächtnismäßigen Zugang zu neuen Lösungswegen. Oft merken Sie dann, dass Sie es auch noch auf eine andere Art versuchen können.
- **Schrittweise vorgehen:** Versuchen Sie nicht immer nach dem Alles-oder-Nichts-Prinzip vorzugehen. Das Entweder-oder ist selten die günstigste Variante. Gibt es ein Zwischenziel, das Sie ohne weiteres jetzt schon erreichen können?
- **Dazulernen:** Vielleicht fehlen Ihnen weitere Informationen oder spezielle Kenntnisse, um sicher das Problem zu lösen.
- **Unterstützung suchen:** Fragen Sie sich, welche Menschen Ihnen wirklich helfen können. Oft reicht auch die Gewissheit, dass jemand an Ihrer Seite ist, und schon läuft alles besser.
- **Tatsachen akzeptieren:** Ein Problem liegt dann vor, wenn Sie durch eigene Anstrengungen etwas verändern können. Tatsachen sind unumstößliche Fakten. Sie müssen ihnen Rechnung tragen. Hier hilft alles Wunschdenken, etwa »Das darf nicht sein«, nichts.
- **Nach Ersatzzielen Ausschau halten:** An nichts kleben bleiben. Wenn Ihre Maximalwünsche nicht gleich erfüllbar sind, so gibt es doch auch andere Ziele, die ebenfalls erstrebenswert und eher erreichbar sind.
- **Erfolge genießen:** Seien Sie stolz auf sich, wenn Sie etwas erreicht haben. Sagen Sie nicht: »Ich habe einfach Glück gehabt.« Nehmen Sie sich Zeit, um das Erreichte zu genießen, und stürzen Sie sich nicht gleich in die nächste Unternehmung.

Die wichtigsten Regeln beim Umgang mit Problemen

- **Misserfolge akzeptieren:** Nehmen Sie die Lage, die entstanden ist, zur Kenntnis. Sie mag bedauerlich sein, aber sie ist nichtsdestoweniger so wie sie ist.
- Versuchen Sie es nicht mit Realitätsverleugnung oder Verdrängung. Auch aus Misserfolgen können Sie eine ganze Menge lernen.
- **Misserfolge nicht gegen sich selbst wenden:** Fallen Sie sich nicht gleich in den Rücken. Sie haben es versucht und werden das nächste Mal energischer und geschickter vorgehen. Keine Selbstzerfleischung.
- **Verzichten können:** Der bewusste Verzicht ist eine der höchsten Leistungen, zu denen der Mensch fähig ist. Er erkennt die Wirklichkeit an und damit seine Grenzen. Daran ist überhaupt nichts Erniedrigendes.

Analyse eigener Probleme

Und nun können Sie anfangen, eigene Probleme zu analysieren. Notieren Sie zunächst, wie Sie eine problematische Situation momentan einschätzen bzw. wie Sie sie erleben. Dann versuchen Sie bitte, zu formulieren, wie Sie das Problem lösen könnten oder gelöst sehen möchten und mit welchen Hindernisse Sie dabei rechnen müssen.

Istzustand:

....

....

....

Zielzustand:

....

....

....

Äußere Barrieren / Hindernisse:

....

....

....

Innere Barrieren / Hindernisse:

....

....

....

Benötige ich zusätzliche Informationen?

....

....

....

Analyse eigener Probleme

Welche Lösungsmöglichkeiten fallen mir ein?

....

....

....

Zusammenfassung

Der am meisten erfolgversprechende Weg ist

....

....

....

....

Wo kann ich Unterstützung dafür bekommen?

....

....

....

....

Welche Entscheidung kann ich diesbezüglich jetzt treffen?

....

....

....

....

Welche ersten Schritte sind nun nötig?

....

....

....

....

12 Modul 11: Der Umgang mit anderen Menschen

12.1 Einleitung für Therapeuten

Ausgangslage

Therapeuten fällt bei vielen Patienten auf, wie vorteilhaft es doch für diese wäre, wenn sie grundlegendere Kenntnisse über die Interaktion menschlichen Verhaltens besäßen. Es würde ihnen in vielen Situationen deutlich machen, dass das Verhalten anderer Menschen auch eine Reaktion auf ihr eigenes ist. Sie würden erkennen, dass sie in der Lage sind, durch eigenes Verhalten das anderer zu beeinflussen, ja sogar in einem gewissen Ausmaß zu steuern. Dadurch würden viele Konflikte entschärft und in vielen Situationen wären sie in der Lage, die eigenen Interessen besser und wirksamer zu vertreten. Solche Effekte intendieren in der Depressionstherapie die Interpersonelle Psychotherapie (Schramm, 2007, 2022) und die CBASP (Mc Cullough, 2006).

Statt auf dem Hintergrund eines Wissens über die Interdependenz sozialen Verhaltens gehen die meisten an die Situationen ihres Lebens mit den Konstrukten der »naiven Verhaltenstheorie« heran, die die Alltagspsychologie ausmacht. Auch der naive Verhaltenspsychologe bemerkt das Verhalten einer Person in einer bestimmten Situation einschließlich der Verhaltenseffekte und sucht es zu erklären. Die Person benutzt dazu ein Instrumentarium naiv-psychologischer Konzepte, die der Alltagsmensch dem Handelnden attribuiert, um sein Verhalten zu erklären.

Eine zentrale Rolle spielt dabei der Terminus »Disposition«. Damit ist »ein Sammelbegriff zur Kennzeichnung naiver Erklärungsansätze gemeint, denen gemeinsam ist, dass durch sie, werden sie auf eine bestimmte Person bezogen, dieser Person Bestände oder Potenzialitäten attribuiert werden, welche ihr über längere Zeit hinweg, im Extremfall das ganze Leben hindurch, zukommen.« (Laucken, 1974, S. 32). Diese angenommenen Dispositionen werden, alltagstheoretisch gesehen, unter bestimmten Umständen aktualisiert und stellen die angenommenen Wirkfaktoren menschlichen Verhaltens dar. Auf die Frage z. B.: »Warum ist X fähig, eine Entscheidung zu treffen?« lautet die Antwort des Alltagspsychologen: »Weil er über Entscheidungsvermögen verfügt.« Als Erklärung für ein bestimmtes Verhalten von jemandem werden also Dispositionen herangezogen, die ihn befähigen, diesen Akt zu vollziehen.

Auf die Frage, warum ein Akt, zu dem eine Person befähigt ist, in einer bestimmten Art und Weise (z. B. schnell – langsam; gründlich – oberflächlich usw.) gestaltet wird, werden als Ergänzung aktgestaltende Dispositionen herangezogen. Wenn eine Person ihre Arbeit gründlich vollzieht, dann ist es, weil sie eben mit den Dispositionen der

Gründlichkeit und der Genauigkeit ausgezeichnet ist. Geht eine andere Person hingegen eher schlampig vor, dann erblicken wir darin die Auswirkung einer gewissen Sprunghaftigkeit und Oberflächlichkeit. In diesem Denken, das in vielen Fällen an der Basis der inneren Modelle unserer Patienten liegt, sieht also eine zwischenmenschliche Interaktion folgendermaßen aus: Zwei Personen mit verschiedenen Dispositionsstrukturen treffen aufeinander und jeder verhält sich den eigenen Dispositionen gemäß. Ich möchte z. B. mit jemand zusammenarbeiten, weil ich kooperativ bin, er aber macht nicht mit, weil er eine starke Disposition zur Autonomie hat. Möchte ich nun trotzdem, dass es zu einer Zusammenarbeit kommt, dann muss ich wiederum eine andere Disposition aktivieren, z. B. mein Durchsetzungsvermögen, um ihn dann doch gefügig zu machen. Ein solches Denken mit seinen Verdinglichungen gewährleistet keine differenzierte Analyse zwischenmenschlicher Interaktionen und gibt keine Handlungsanweisungen, durch welche Manöver solche Aktionen beeinflusst und gesteuert werden können.

(Nebenbei bemerkt sind die Parallelen zu den heute so populären Schemaerklärungsversuchen evident. Auch hier trifft jemand mit dem Schema: »Ich muss mich mit meinen Mitmenschen verständigen«, auf jemand anderen, der ein ausgeprägtes Autonomie-Schema hat, oder, in einer anderen Variante, jemand trifft mit der Überlebensregel »Ich bin nur sicher, wenn es mir gelingt, mir Verbündete zu schaffen«, auf jemand mit der Überlebensregel: »Ich darf mich von niemandem beeinflussen lassen, sonst gehe ich große Risiken ein« usw.)

12.2 Veränderungsziele und Patientenmaterial

Unser Ziel ist es, menschliche Interaktionen transparenter zu gestalten und einige grundlegende psychologische Prinzipien, die dabei eine wichtige Rolle spielen, anhand von Beispielen zu erläutern. Wir wollen darüber hinaus für eine größere Flexibilität sozialer Interaktionen plädieren und auf die Möglichkeit hinweisen, sie im eigenen Interesse an neue Situationen, wie sie oft bei Lebenskrisen auftreten, anzupassen. Wir stellen dafür folgendes Material zur Verfügung:

- Arbeitsblatt 33: Sechs Arten von Menschen
- Arbeitsblatt 34: Wichtige Prinzipien im Umgang mit anderen Menschen
- Arbeitsblatt 35: Wichtige Rechte im Umgang mit anderen Menschen
- Arbeitsblatt 36: Über die Notwendigkeit der Selbstverteidigung

Sechs Arten von Menschen

Wenn Sie sich in Schwierigkeiten befinden, so können Sie die Menschen um sich herum grob in sechs Kategorien einteilen. Daran ist nichts Menschenverachtendes, und Sie treten niemandem zu nahe. Aber in schweren Zeiten müssen Sie Ordnung schaffen, in Ihrem Kopf und in Ihrem Umfeld. Sie sollten darauf achten, dass Sie Ihre Kräfte nicht auf »Nebenkriegsschauplätzen« vergeuden. Dazu ist es notwendig, dass Sie sich selber klare Richtlinien geben, auch im Umgang mit anderen.

Sechs Arten von Menschen

Die sechs Arten von Menschen, mit denen Sie es zu tun haben, nennen wir

- Zuschauer,
- Menschen mit hohem Ermüdungswert,
- Krisenmanager,
- echte Helfer,
- Täter und schließlich
- Menschen, die Ihre Hilfe brauchen.

Die Zuschauer. Damit meinen wir irgendwelche Menschen, mit denen Sie gelegentlich zu tun haben, die aber nicht sehr wichtig für Sie sind und für die Sie auch keine große Bedeutung haben. Arbeitskollegen, entfernte Bekannte, Hausnachbarn oder die Cousine, die Ihnen zweimal im Jahr über den Wegläuft. Normalerweise spielen sie für Sie keine große Rolle und Ihre Beziehung zu ihnen ist eher indifferent. In schwierigen Zeiten aber besteht die Gefahr, dass Sie anfangen, sich ständig zu fragen: Könnte die oder der merken, dass es mir nicht gut geht? Was könnte die oder der denken? Vielleicht so etwas wie: Die ist verlassen worden, sie schafft ihren Job nicht mehr, sie kriegt ihr Leben nicht mehr auf die Reihe und dergleichen mehr. Hier sollten Sie sich selbst Einhalt gebieten und sagen: Ich habe keine Zeit, mir ständig den Kopf darüber zu zerbrechen, was Hinz und Kunzin denken oder meinen könnten. Ich habe mich mit Wichtigerem zu beschäftigen. Ich habe keine Lust, für andere eine Show abzuziehen. Die sollen sich um sich selber kümmern und mich in Ruhe lassen.

Menschen mit hohem Ermüdungswert. Wir haben Sie schon vor ihnen gewarnt (siehe Arbeitsblatt 15). Sie kosten zu viel Kraft und bringen zu wenig ein. Gehen Sie ihnen aus dem Weg, sooft Sie nur können, oder reduzieren Sie die Kontakte auf ein Minimum. Das wird Sie sehr erleichtern.

Sechs Arten von Menschen

Krisenmanager. Vielleicht kennen Sie Menschen, die immer so auftreten, als hätten sie die Klugheit mit Löffeln gefressen und die Lebenserfahrung von hundertjährigen Weisen. Sie stürzen sich geradezu auf die Probleme anderer und strahlen eine Sicherheit aus, die einen am Anfang erwarten lässt, dass sie einem wirklich helfen werden – aber dann kommt die bittere Enttäuschung. Die gute Freundin, der man sein Leid klagt und die die Situation missbraucht, um sich selber zu profilieren und sich selber in den Vordergrund zu stellen. Nach 40 Sekunden geht es überhaupt nicht mehr um Sie und Ihre Probleme, sondern um die unendlichen Talente dieser Dame, die ihr bei der und der Gelegenheit zu Triumphen verholfen haben. Sie erfahren, welche großen Menschen sie schon beeindruckt hat, wie sie ihrem Mann zu einer Riesenkarriere verholfen hat, und dass sie schon zweimal bayrische Meisterin im Schweinehaxen Braten war – und Sie werden schließlich erschöpft zurückgelassen, weil sie gleich zu neuen Taten aufbrechen muss.

Oder jemand verspricht Ihnen Anteilnahme und Hilfe und verschwindet dann unter irgendeinem Vorwand, wenn Sie sein Angebot annehmen wollen. Sie merken, dahinter steckten nichts als leere Versprechungen. Er dachte nicht daran, sich wirklich für jemanden zu engagieren. Mit einem Wort: ein Angeber in Sachen Menschlichkeit. Oder der andere, der so klug tat, erzählt nur Unsinn und platte Dummheiten, wenn Sie seinen Rat wollen. Sie werden mit ein paar Lebensweisheiten und forschen Sprüchen abgefertigt oder er rät Ihnen genau das Falsche, wie Sie sofort merken. Hinter dem steht meistens das Bedürfnis nach Selbstdarstellung von Menschen, die sich nur auf die Art profilieren können.

Echte Helfer. Sie erleben sie an der Art, wie sie mit Ihnen umgehen. Die wichtigsten Merkmale ihres Verhaltens sind: Sie hören Ihnen zu und zeigen Interesse an Ihren Problemen. Sie unterstützen Sie dabei durch gezielte Fragen. Sie reden nicht ständig über sich selbst, sondern bleiben bei Ihren Themen. Sie können sich gut in Ihre Lage versetzen und zeigen echtes Mitgefühl. Sie geben Ihnen zwar Ratschläge, aber immer so, dass sie sie als Möglichkeit zur Diskussion stellen und sie Ihnen nicht aufdrängen. Sie appellieren nicht ständig daran, Sie sollten sich doch zusammenreißen. Sie ermutigen Sie, auf Ihrem Weg fortzufahren. Nach einem Gespräch mit Ihnen fühlen Sie sich in der Regel besser und erleichtert. Echte hilfreiche Personen strahlen eine Wärme im Umgang mit Ihnen aus, die aber nicht von Ihnen Besitz ergreift. Sie heben Ihr Selbstwertgefühl und Sie spüren dabei, dass Sie nicht allein sind und jemand an Ihrer Seite haben, dem Sie vertrauen können.

Sechs Arten von Menschen

Täter. Täter sind solche Personen, die in Ihren Augen ursächlich mit Ihren aktuellen Schwierigkeiten verbunden sind: der Partner, von dem Sie sich ungerecht behandelt fühlen oder der Sie verlassen hat, die Mutter, von der Sie sich tyrannisiert und erpresst fühlen, der Chef oder die Kollegen, die Sie immer mehr in die Enge treiben. Da jeder andere persönliche Probleme hat, können wir hier nur ein paar allgemeine Bemerkungen machen. Die erste betrifft eine der am besten abgesicherten Tatsachen, die die Psychologie zu bieten hat. Menschen verändern sich nicht von einem Tag zum andern, einfach so, ohne dass wesentlich auf sie eingewirkt wurde oder ohne dass ihre Situation sich ganz stark verändert hätte. Das gilt auch für ihr Verhalten, z. B. Ihnen gegenüber. Wenn Sie also vorhersagen wollen, wie jemand sich in der Zukunft verhalten wird, weil Sie Konsequenzen daraus ziehen müssen, so ist der beste Anhaltspunkt dafür folgender. Sie fragen sich: Wie hat dieselbe Person sich in der Vergangenheit in einer ähnlichen Situation verhalten. In den meisten Fällen wird sein zukünftiges Verhalten dem ganz ähnlich sein.

Eine zweite Bemerkung betrifft die Möglichkeiten, die Sie haben, um auf andere Menschen einzuwirken, d. h. letztlich sie zu verändern. Gleich vorweg etwas, was Sie vielleicht überraschen oder enttäuschen wird: Wenn Sie bloß mit jemand reden, d. h. ihn überzeugen wollen, an seinen guten Willen appellieren oder an seinen Anstand, wenn Sie Argumente für Ihren Standpunkt liefern und die seinen entkräften wollen – dadurch allein passiert in der Regel sehr wenig. Auch wenn der andere auf den ersten Blick »bekehrt« zu sein scheint, vor Einsicht nur so strotzt und große Versprechungen macht – daraus folgen meist keine entscheidenden Taten. Am sichersten können Sie jemand zu einem anderen Verhalten bewegen, wenn Sie ihm Ihre Konsequenzen klar machen. Wenn Sie ihm sagen: »Ab heute gilt: Jedes Mal, wenn du wieder anfängst zu nörgeln, verlasse ich augenblicklich den Raum.« Oder wenn Sie ihm sagen: »Wenn du mir bei der Sache hilfst, dann tue ich das für dich.« Oder: »Wenn es noch ein einziges Mal vorkommt, ziehe ich auf der Stelle aus.« Nur dadurch, dass wir genau den »Preis« kennen, den ein Verhalten für uns hat, werden wir in die Lageversetzt, uns so umzustellen, dass wir uns wirklich verändern können. Sie müssen dann allerdings auch so handeln, wie Sie es angekündigt haben, sonst passiert wiederum – gar nichts. Das alles hat nichts mit Erpressung zu tun, sondern mit den Gesetzmäßigkeiten eines geregelten zwischenmenschlichen Zusammenlebens.

Sechs Arten von Menschen

Eine letzte Bemerkung betrifft die Ausdauer, die Sie haben sollten, wenn Sie einen bleibenden Einfluss auf jemand ausüben wollen. Wie schon gesagt, Menschen stellen nicht ihr Denken und ihr Verhalten von einem Tag zum andern um. Wenn Sie auf jemanden in einer bestimmten Richtung einwirken wollen, so brauchen Sie dazu einen langen Atem und eine große Konsequenz in Ihrer Vorgehensweise. Verlieren Sie nicht die Geduld, werfen Sie dem andern nicht gleich schlechten Willen vor oder sich selbst Unfähigkeit. Psychologie braucht oft etwas Zeit, aber sie funktioniert.

Menschen, die Ihre Hilfe brauchen. Der große Psychotherapeut Alfred Adler wurde eines Tages von einer Dame aufgesucht, der es sehr schlecht ging. Alles bei ihr drehte sich um ihre Sorgen und sie war sehr niedergeschlagen. Ob es nicht etwas gäbe, das ihr auf der Stelle helfen würde, fragte sie. Er erwiderte: »Doch, das gibt es. Aber nur eine einzige Sache funktioniert so. Ich warne Sie, es ist nicht einfach.« Die Dame fragte, was es denn wäre? Adler sagte: »Suchen Sie sich auf der Stelle jemand, dem es noch schlechter geht und kümmern sich nur noch um ihn. Dann geht es Ihnen auf der Stelle viel besser.« Wenn Sie diesem Rat folgen wollen, stellen Sie sich die Frage: Wer braucht Ihre Hilfe im Moment? Worauf warten Sie? Und schließlich: Was können Sie aus dem bisher Gesagten für Ihre Beziehungen zu anderen schließen?

Meine Schlussfolgerungen:

....

....

....

....

....

....

Wichtige Prinzipien im Umgang mit anderen Menschen

Wir werden jetzt einige psychologische Prinzipien vorstellen, die im Umgang mit anderen Menschen von großer Bedeutung sind. Sie zeigen die gegenseitige Abhängigkeit des Verhaltensverschiedener Menschen. Durch Änderung unseres eigenen Verhaltens können wir das unserer Interaktionspartner bis zu einem gewissen Grad beeinflussen, ja oft sogar steuern.

Offenheit

Offenheit im zwischenmenschlichen Umgang zeigt sich darin, dass jemand auch über persönliche Fakten, Erfahrungen, Absichten oder Gefühle spricht. Er kann sie entweder aus eigener Initiative in Gespräche einbringen oder auf Fragen hin, die der andere ihm stellt. Im günstigen Falle führt die Offenheit des einen Gesprächspartners dazu, dass der andere sich auch mehr »öffnet« und seinerseits anfängt, persönliche Informationen preiszugeben. So entsteht mit der Zeit eine Kommunikation, die weniger »fassadenhaft« ist. Die Menschen lernen sich besser kennen und daraus kann sich ein persönlicheres Verhältnis entwickeln, das sich in der Sache als sehr hilfreich erweist.

Offenheit im Umgang mit anderen. Oft ist es dabei so, dass einer, vorsichtig allerdings, den Anfang machen muss, und in seinen Äußerungen etwas über das sachlich unbedingt Notwendige hinausgeht. Nun gilt es die Reaktionen des Gesprächspartners genau zu beobachten. Reagiert er positiv und geht z. B. auf das Gesagte ein, indem er eine Frage stellt oder seinerseits etwas über sich erzählt, so merkt man, dass man auf dem richtigen Weg ist: Die eigene Offenheit wird honoriert. Merkt man, dass der andere zurückweicht, indem er z. B. gleich wieder auf ein unpersönliches Thema kommt, so kann man daraus schließen, dass die Beziehung im Moment nicht mehr Offenheit in persönlichen Dingen verträgt. Das ist dann unbedingt zu respektieren.

Offenheit, auch in gut funktionierenden Beziehungen, ist immer relativ. Der Grad, der angemessen ist, ergibt sich aus ihrer Art. Eine Beziehung zwischen Freunden ist etwas anderes als die zwischen sich gegenseitig sympathisch findenden Arbeitskollegen, deren Umgang aber ausschließlich auf Vorgänge im Betrieb beschränkt bleibt.

Offenheit soll immer wohlüberlegt sein. Sie darf unter keinen Umständen mit »Selbstentäußerung« verwechselt werden. Darunter sind voreilige, unbedachte und einen unangemessenen Grad an Intimität vorgaukelnde Mitteilungen zu verstehen, ob sie die eigene Person, den anderen oder Dritte betreffen. Im Nachkriegsfrankreich war kurze Zeit ein Spiel unter Jugendlichen modern, das »Wahrheitsspiel« genannt wurde. Es bestand darin, dass zwei Gesprächspartner sich verpflichteten, einen ganzen Abend lang dem anderen alles mitzuteilen, was ihm durch den Kopf ging, und zwar kompromisslos und ohne Rücksicht. Wie gesagt, es war nur sehr kurze Zeit modern. Solche Gespräche dauerten selten länger als ein paar Minuten und endeten meist in einer furchtbaren Katastrophe für alle Beteiligten.

Wichtige Prinzipien im Umgang mit anderen Menschen

Offenheit verlangt eine gute Menschenkenntnis und viel Fingerspitzengefühl. Vorsichtig eingesetzt kann sie zu einem wichtigen Mittel werden, um Beziehungen zwischen Menschen und die Qualität ihres gegenseitigen Umgangs zu verbessern. So gesehen ist sie eine wichtige Maßnahme zur Vertrauensbildung.

Empathie: Eine kleine Geschichte aus dem Berufsleben

Jeder Mensch ist eine Insel, lautet ein nicht sehr optimistischer Ausspruch. Wenn dem so ist, gilt das nicht erst recht für die Berufswelt? Menschen, die einander in der Regel nicht ausgesucht haben, sondern durch die Zufälle der Personalpolitik eines Unternehmens zusammengebracht wurden, müssen einen Großteil des Tages miteinander verbringen. Leicht geraten sie in ein Konkurrenzverhältnis, dann beäugen sie sich misstrauisch und versuchen, einander auszustechen. Der Fehler des einen kann einem anderen zum Vorteil gereichen. Kurzfristige Allianzen bilden sich, um des gemeinsamen Vorteils willen, dann jagt man in der Meute. Sie zerfallen aber sehr schnell, wenn die Verhältnisse sich verändert haben.

Müller, der kleine Held unserer Geschichte, wusste durchaus, dass er sich nicht ganz aus solchen todernst gemeinten »Erwachsenenspielen« würde heraushalten können. Aber würde es nicht dennoch möglich sein, eine andere innere Grundhaltung den Kollegen gegenüber einzunehmen, zumindest so lange, bis es deutlich geworden war, dass er es mit jemandem zu tun hatte, gegen den er sich energisch zur Wehr setzen musste? 12

Müller war im Rahmen seiner Lektüren, mit deren Hilfe er dieser Frage nachgehen wollte, auf den Begriff »Empathie« aufmerksam geworden und hatte lange darüber nachgedacht. Darunter ist eine Einstellung anderen Menschen gegenüber gemeint, die bemüht ist, sie zuerst einmal zu verstehen, bevor man sich ein endgültiges Urteil über sie bildet und danach handelt. Es ist in einer gewissen Weise der Versuch, die Dinge auch aus der Perspektive des anderen zu betrachten. Man versetzt sich so gut es geht für einen Augenblick in seine innere Welt. Dann kann man meist das, was jemand sagt oder macht, besser einordnen. Dabei darf man allerdings das Verhalten des Gegenüber nicht nur passiv registrieren, sondern es kommt darauf an zu verstehen, welche Gefühle daran beteiligt sind, welche Absichten und Bedürfnisse, ja in manchen Fällen sogar welche Unsicherheiten oder Ängste. In einer Situation soll möglichst das ganze Erleben des anderen erfasst werden. Das ist dann auch die Voraussetzung dafür, um die Bedeutung, die sein Verhalten für mich hat, besser einschätzen zu können.

Als Müller einmal den Flur entlangging, begegnete ihm zufällig Frau Penke. Beide waren bislang sehr freundlich miteinander umgegangen, obwohl sie arbeitsmäßig nicht viel miteinander zu tun hatten. Diesmal ging sie an ihm vorbei, scheinbar ohne ihn eines Blickes zu würdigen. Ja, sie versteckte geradezu ihren Kopf hinter einer Akte, um so tun zu können, als hätte sie ihn nicht gesehen. Was sollte Müller davon halten?

Wichtige Prinzipien im Umgang mit anderen Menschen

Er hätte leicht beleidigt sein können, um sich dann vorzunehmen, sie fortan auch wie Luft zu behandeln. Ich habe mich in ihr getäuscht, im Grunde genommen ist sie eine zickige unfreundliche Person, hätte die Begründung dafür lauten können. Aber Müller stellte sich schlicht die Frage: Was mag in ihr vorgegangen sein, wie kann ich mir einen Reim aus ihrem ungewöhnlichen Verhalten mir gegenüber machen. Wusste er irgendetwas über sie, das er als Erklärung dafür heranziehen konnte? Da erinnerte er sich: Sie hatte vor zwei Wochen bei einem zufälligen Gespräch ihre Hoffnung auf eine Beförderung geäußert, die sie, ihrer Meinung nach, mehr als verdient hätte. Sie schien sich ihrer Sache ganz sicher und freute sich schon im Voraus darüber. Die Beförderung war nicht erfolgt und als Begründung dafür mussten fadenscheinige Gründe, wie gelegentliche Unpünktlichkeit, herhalten. Das hatte er beiläufig von anderen erfahren.

Plötzlich sah Müller ihr Verhalten in einem ganz anderen Licht. Sie war keineswegs darauf aus, dich zu kränken, sagte er sich. Es ist auch nicht so, dass sie plötzlich etwas gegen dich hat. Die plausibelste Erklärung ist, dass sie sich einfach schämt. Sie hat vorschnell ihre Beförderung als sicher angekündigt und fühlt sich jetzt furchtbar blamiert, auch deshalb, weil sie ja auch geradezu getadelt worden ist. Sie hat sich zurückgezogen und konnte dir im vollsten Sinne des Wortes nicht mehr in die Augen schauen. Vielleicht befürchtete sie Fragen, wie »Wie ist denn das passiert? Wie konnten Sie sich bloß so täuschen?« oder Kommentare, wie »So ein Reinfall, jetzt stehen Sie aber ganz schön blöd da!« Müller hatte verstanden und spürte eher Mitleid und Anteilnahme als Kränkung oder gar Ärger.

Am anderen Tag saß sie in der Kantine allein an einem Tisch. Müller begrüßte sie freundlich, setzte sich zu ihr und sagte kein Wort. Nach kurzer Zeit fing sie an zu erzählen und schüttete ihm ihr Herz aus.

Das Gesetz des Effektes: noch eine kleine Geschichte

Herr Schnoof transportierte Akten und andere Schriftstücke zwischen verschiedenen Büros hin und her und war auch für andere kleine Dienste zuständig. Er betrat mehrere Male am Tag Müllers Dienstzimmer und tauchte auch sonst öfter in seinem Blickfeld auf. Er beließ es dabei bei einer teilnahmslosen, gerade noch korrekt zu nennenden Höflichkeit, war sehr wortkarg und schaute einen so gut wie nie an.

Müller, der angefangen hatte, sich stärker für Menschen zu interessieren, stellte sich die Frage »Warum verhält er sich so? Ist er so von Natur aus? Will er uns zeigen, dass er uns, die Herren Geschäftsleute und Manager, im Grunde genommen verachtet, oder ist er schwer magenkrank?

Wichtige Prinzipien im Umgang mit anderen Menschen

Nichts von alledem, entschied Müller nach ein paar Tagen der Beobachtung. Er verhält sich so, weil wir ihn dazu erzogen haben. Wir nehmen ihn gerade wahr, aber noch mehr als ihn das, was er uns bringt. Vielleicht ein kurzes Nicken, ein »Tag, Herr Schnoof« und nie etwas darüber hinaus. Er wird nie ermutigt, sich anders zu verhalten, durch Aufmerksamkeit, ein nettes Wort oder gar durch Interesse an seiner Person. Er hat zu klopfen, die Tür zu öffnen, die Akte auf den Tisch zu legen, »Bitte schön« zu sagen und wieder zu verschwinden. Er ist so wie er ist, weil wir ihn so gemacht haben und weiter durch unser Verhalten in dem Zustand belassen.

Müller beschloss ein durchaus vertretbares psychologisches Experiment durchzuführen. Als Schnoof das nächste Mal sein Büro betrat, bedankte Müller sich für die Akte und sagte dann, mehr beiläufig: »Ich habe erfahren, Sie sind aus Bamberg (er hatte kurz recherchiert). Wie kann man einem so reizenden Städtchen den Rücken kehren?« Schnoof schien einigermaßen erstaunt, murmelte etwas von den »Zwängen des Lebens« und wollte hinaus schlurfen. »Ich wusste nicht, dass man sich in Bamberg um Zwänge schert«, sagte Müller, weil er durch eine ungewöhnliche Aussage seine Aufmerksamkeit wecken wollte. Nun drehte sich Schnoof voll um und sagte: »Wie meinen Sie das? Kennen Sie Bamberg?« Und es entwickelte sich ein kurzes Gespräch. Dann verließ er das Büro, etwas beschwingter als sonst.

Als Schnoof das nächste Mal Müller begegnete, schaute er ihn erwartungsvoll an. Müller blieb stehen und erkundigte sich nach diesem und nach jenem. Und so ging es weiter. Herrn Schnoofs Verhalten wurde zusehends lockerer und er fing an zu reden. Er schien sich, äußerlich wie innerlich, aufzurichten, lächelte, schimpfte aber auch gelegentlich. Aber auch anderen Mitarbeitern gegenüber wurde er anders, fast könnte man sagen, fordernder. So als wolle er sagen: »Nun kommt, ich bin auch da! Es gibt mich! Behandelt mich wie einen Menschen und nicht wie ein Stück Möbel.« Sie wiederum mussten darauf reagieren und bald wurde das periodische Auftauchen des Schnoof in der Bürowelt zu einer willkommenen Abwechslung. Und das alles ging wie von selbst vonstatten, ohne dass irgendjemand sich bemüßigt gefühlt hätte, sich groß Gedanken darüber zu machen.

Was war passiert? Was hatte Müller durch sein kleines Experiment mit so erfreulichen Folgen in Gang gesetzt? Er hatte ganz einfach auf ein Gesetz gebaut, das eines der wichtigsten der ganzen Psychologie ist, das Gesetz des Effektes. Es besagt: Handlungen, die angenehme Folgen haben, werden in Zukunft wieder ausgeführt und sogar ausgebaut; solche, die keine nennenswerten Folgen haben, werden in Zukunft verkümmern oder ganz unterlassen werden.

Wichtige Prinzipien im Umgang mit anderen Menschen

Die Handlung, um die es hier ging, war Schnoofs Auftritt, seine Kontaktaufnahme zu den anderen, sein halb verschlucktes »Tag«, sein Überreichen der Akten usw. Bislang hatte kaum jemand in für Schnoof deutlich wahrnehmbarer Weise reagiert. Das hatte den Effekt, dass sein bescheidenes »Annäherungsverhalten« immer weniger wurde, bis es schließlich auf die allernotwendigsten Bewegungen reduziert war.

An der Stelle hatte Müller eingegriffen. Jedes Mal, wenn Schnoof nunmehr »auftrat«, reagierte Müller, für ihn wahrnehmbar, deutlich positiv. Mit Aufmerksamkeit, Zuwendung, Interesse, ja gelegentlich sogar mit einem positiven Kommentar wie einem kleinen Lob. Der Erfolg dieser kleinen Maßnahme war verblüffend. Schnoof lebte in kurzer Zeit geradezu auf. Er traute sich immer mehr zu, weil er immer wieder die Erfahrung machte, dass Müller positiv darauf reagierte. Bald trat er, ermutigt durch seine Erfolge, auch anderen gegenüber deutlicher, wahrnehmbarer, in einem Wort mehr als ganzer Mensch auf. Das wiederum löste bei den anderen Aufmerksamkeit aus. Sie fingen an, ihn zum ersten Mal richtig zu sehen, mit seiner komischen Fliege und mit seiner ruhigen, aber nicht unterwürfigen Art. Und so ging es weiter.

Bei anderen Verhalten aufzubauen, dadurch, dass man im Anschluss daran positive Konsequenzen folgen lässt, ist eines der wichtigsten Prinzipien der Psychologie. Es ist eine sehr verlässliche Möglichkeit, jemanden zu verändern. Enthalten wir ihm aber jedwede positive Reaktion vor, wenn er etwas macht, so werden wir feststellen, dass er immer weniger unternimmt. Das gilt erst recht dann, wenn wir ihn für seine Ansätze bestrafen.

Nachdem er die beeindruckenden Erfolge seines Experimentes über »Verhaltensänderung durch positive Konsequenzen« für sich ausgewertet hatte, begann Müller, sich systematisch dieses wirkungsvollen Instrumentes zu bedienen. Er verstärkte konsequent gute Ansätze bei seinen Mitarbeitern, indem er sie beachtete, ihnen Fragen stellte und positive Kommentare dazu abgab, aber nur dann, wenn sie ihm angebracht erschienen. Wenn das alles auf eine ganz natürliche, nicht aufgesetzte Art geschieht, wird das niemand groß auffallen, so dass er sich etwa die Frage stellen müsste: »Was läuft denn da ab?« Das Klima wird einfach freundlicher und jemand, der so agiert, wird in zunehmendem Maße als nett, hilfreich und kooperativ angesehen. Oft färbt diese Art, sich anderen gegenüber zu verhalten, geradezu ab und andere beginnen, es nachzumachen. Das bedeutet nicht, dass nicht auch einmal Konflikte, Streitigkeiten oder gar Feindseligkeiten auftreten können. Aber insgesamt werden die Beziehungen

besser. Derjenige, der sich geschickt (und dagegen ist ja nichts einzuwenden) dieser Vorgehensweise bedient, verfügt über ein wirksames Mittel, um andere aufzubauen, zu deren Nutzen und auch zu seinem eigenen.

Wichtige Prinzipien im Umgang mit anderen Menschen

Regel der Gegenseitigkeit

Die Regel der Gegenseitigkeit ist einer der wichtigsten Grundsätze, die das menschliche Zusammenleben prägen. Sie besagt, dass jemand, der sich uns gegenüber auf eine bestimmte Art verhält, einen Anspruch darauf hat, dass wir ähnlich mit ihm verfahren. Wenn wir etwas von jemandem bekommen haben, so weckt das in der Regel ein starkes Gefühl der Verpflichtung, uns für die »Gabe« zu revanchieren. Wir wollen unsere Schuld dem anderen gegenüber so abtragen, dass wir wieder quitt sind. Man kann dabei von einem »seelischen Mechanismus« sprechen, den Forscher in so gut wie allen Kulturen auffinden konnten. Geben und Nehmen erscheint uns als ein Ideal, wenn es um die Beziehungen zwischen Menschen geht. Wer nur gibt und nichts zurückerhält, fühlt sich ausgebeutet und wird von den anderen als Tölpel (oder als Heiliger) angesehen. Wer nur nimmt, ist entweder ein abgefeimter Schurke oder völlig ohne Feingefühl. Andere sehen in ihm den typischen Schnorrer. Geben und Nehmen erzeugt unter Menschen ein feines Netz von gegenseitigen Abhängigkeiten und sorgt für einen Zusammenhalt über angenehme und nützliche Dinge: Geschenke materieller Art, Unterstützung, Hilfe, Förderung, bis hin zum Verzicht auf eigene Vorteile zugunsten eines anderen, in dessen Schuld man steht.

»Wäre es nicht zu jedermanns Vorteil, wenn ich mich dieses Gesetzes bediente?«, hatte sich Müller gefragt. Dabei muss man nicht zu Beginn des Austauschs um einen Gefallen gebeten werden, es funktioniert auch, wenn man von sich aus auf einen anderen zugeht und ihm eine Freundlichkeit zukommen lässt. 12

Müller begann wieder mit einem seiner hilfreichen Versuche. Er hatte sich vier Personen dafür ausgesucht. Einer Kollegin, die nach Paris fahren wollte, hatte er ungefragt einen kleinen Stapel auf den Schreibtisch gelegt. Da war eine kleine Schrift über ein reizendes altes Stadtviertel, ein kleiner Führer über gute, aber bezahlbare Restaurants und eine Vorstellung interessanter Museen. Herrn Klotz, der bei ihm geklagt hatte, gab er ein paar Tipps über den Umgang mit zwei neuen Kollegen, die seine Autorität nicht so richtig anerkennen wollten. Schließlich drückte er zwei Kollegen gegenüber, die immer mit dem Tandem zur Arbeit fuhren, ausdrücklich sein Interesse aus, ihren Verband durch eine kleine finanzielle Gabe zu unterstützen, bemühte der sich doch um die Konstruktion eines Doppeltandems. Auf diese vier Menschen konnte er sich in den nächsten Wochen und Monaten bedingungslos verlassen. Sie unterstützten ihn, wo sie nur konnten. Zu behaupten, sie seien ihm hörig geworden, wäre eine Übertreibung, aber er erfuhr viele Nettigkeiten und manche Hilfe, auch bei durchaus ernsten Angelegenheiten. Nach einiger Zeit war Müller wieder an der Reihe, und die anderen rechneten schon fast fest damit. Mit der Zeit würden andere einsteigen, so schafft man Gutes unter den Menschen.

Wichtige Prinzipien im Umgang mit anderen Menschen

War Müller zu einem rückgratlosen Opportunisten, ja, zu einem Schmeichler geworden? Nein, in keiner Weise (so zeigte er z. B. deutlich seine Verachtung jedem gegenüber, der auch nur einmal »in keinster Weise« von sich gegeben hatte).

Er ging keinem Konflikt aus dem Weg und war durchaus in der Lage, seinen Standpunkt durchzusetzen, wenn er sicher war, im Recht zu sein. Doch daneben war er zu der Ansicht gelangt, dass viel zu wenig Positives zwischen Menschen abläuft. Aus Gleichgültigkeit, Faulheit oder einfach aus der täglichen Routine heraus werden Menschen übersehen, und vieles an ihnen, das gefördert gehört, wird ignoriert und verkümmert dann. Er hatte es am eigenen Leib erfahren und in erster Linie dagegen reagiert. Aber er wollte die anderen auch so behandeln, wie er behandelt werden wollte.

Ein Schmeichler hofiert immer nur bestimmte Personen, die ihm am nützlichsten erscheinen. Das macht er dann undifferenziert und gaukelt den anderen ein Bild von sich selber vor, das dann in seiner Übertreibung nicht mehr der Wahrheit entspricht. Zu den anderen verhält er sich lieblos, gleichgültig oder reagiert sich an ihnen ab für seine Liebdienereien den »Großen« gegenüber.

Müller sagte meist die Wahrheit – aber sagte er immer, bei jeder Gelegenheit, jede Wahrheit? Glücklicherweise nicht, denn er besaß viel Taktgefühl. Takt gehört in den Bereich der Empathie. Es ist die Fähigkeit, die Folgen, vor allem die gefühlsmäßigen, zu berücksichtigen, die eine Tat oder eine Aussage für andere haben könnten. Zieht man das ins Kalkül mit ein, so sieht manches ein bisschen anders aus.

Das Vertrauen, das man in jemanden hat, kann man definieren als: »Ein Sich-verlassen auf die Kompetenz und die Bereitschaft anderer, dass sie, statt Schaden anzurichten, sorgsam mit den Dingen umgehen werden, die uns am Herzen liegen und die wir in ihre Obhut gegeben haben«. Jemandem die Wahrheit sagen oder die Wahrheit über jemand sagen ist sicherlich ein hoher Wert, aber kein absoluter. Die Konsequenzen, die sich für andere daraus ergeben, dürfen dabei nicht übersehen werden. Auf seine Klugheit kann sich nur der etwas einbilden, der weiß, wie man von der Wahrheit sorgfältig Gebrauch macht. Und auf sein Taktgefühl auch, könnte man hinzufügen.

Was ist die Wahrheit? In der Philosophie ist das eine der zentralen Fragen. In vielen Fällen lautet die menschlichere Frage: »Ist es vertretbar, auf der Stelle jedem das zu sagen, was ich für wahr halte?«

Müller war weder ein Lügner noch ein Schmeichler geworden. Aber er dachte öfter: »Wie katastrophal wäre an dieser Stelle totale Aufrichtigkeit, ohne Rücksicht auf die Folgen«.

Wichtige Rechte im Umgang mit anderen Menschen

Der Umgang mit anderen Menschen ist eine Art sozialer Austausch: Ich zeige Interesse für jemanden, investiere Gefühle in ihn, denke an ihn, mache mir Sorgen um ihn und tue etwas für ihn. Das alles kostet Kraft.

Wenn der Austausch auch in der umgekehrten Richtung funktioniert, dann ist die Beziehung ausgewogen: Die anderen bringen mir ungefähr das Gleiche entgegen. Dann habe ich nicht das Gefühl, systematisch »draufzuzahlen«. Dieses Gefühl tritt aber dann auf, wenn ich immer der Gebende bin, immer nur investieren muss und von den anderen nichts zurückkommt, was mich aufbaut und mir Kraft gibt. Solche Menschen können unseren Kräftehaushalt sehr belasten, vor allem dann, wenn unsere Beziehung zu ihnen eng ist und wir öfter mit ihnen konfrontiert sind. Auf uns hat ihre Gegenwart immer dieselben Auswirkungen. Wir müssen ständig überlegen, wie wir uns verhalten sollen, und das ist manchmal sehr kompliziert. Wir dürfen nicht riskieren, sie zu verprellen, müssen dabei aber auch unsere eigene Haut retten. Das alles kostet einen riesigen Gefühlsaufwand und wir geraten dadurch immer wieder in Zustände, in die wir freiwillig nicht geraten möchten. Kurzum, sie kosten uns viel Kraft und viel Elan. Der Umgang mit diesen Menschen wirkt sogar zeitlich nach: Sie lassen uns in Anspannung zurück und wir haben oft dabei noch Schuldgefühle. Daneben ärgern wir uns häufig, sind enttäuscht oder gereizt. Fast immer bringen solche Menschen uns in einen Zustand der Ermüdung, der weit über das hinausgeht, was wir in die Beziehung investieren wollten. Wir nennen sie daher »ermüdende Menschen«. Damit ist kein Urteil über sie gefällt. 12
Es handelt sich dabei lediglich um eine Beschreibung der Konsequenzen, die der Umgang mit ihnen für uns hat.

Solche Muster sind uns selten klar bewusst. Wir sind sie so gewohnt und wir finden sie so selbstverständlich, dass wir nicht daran denken, sie in Frage zu stellen. Wenn wir es aber doch endlich tun wollen, dann billigen wir uns nicht das Recht zu, etwas zu verändern.

Wir möchten Sie dazu anregen, Ihren Umgang mit bestimmten Menschen und seine Folgen zu überprüfen, ob Sie sie direkt mit der Entstehung Ihrer Erkrankung in Zusammenhang bringen können. Es geht um den Aufbau einer Haltung, die ein neues hilfreiches Verhalten leichter aktiviert und bei der Umsetzung auch bei eventuellen Schwierigkeiten unterstützt. Wir schlagen Ihnen dann vor, Ihre »neuen Rechte« im Umgang mit anderen klar zu formulieren. Hier sind unsere Vorschläge dafür.

(1) Betrachten Sie Menschen, die wichtig für Sie sind, einmal mit neuen Augen: Oft fühlen Sie sich von anderen beobachtet und beurteilt und Sie fragen sich: Was denkt X über mich, wie wirke ich wohl auf ihn usw. Drehen Sie den Spieß einmal um. Beobachten *Sie* den anderen. Fragen Sie sich: Was halte *ich* eigentlich von ihm und wie wirkt *er* auf mich?

Wichtige Rechte im Umgang mit anderen Menschen

(2) Beobachten Sie, welche Auswirkungen der Umgang mit bestimmten Menschen auf Sie hat und ziehen Sie Ihre Schlussfolgerungen daraus. Fragen Sie sich vor allem: Wie fühle ich mich meist im Umgang mit ihnen und danach? Geben sie mir Kraft oder kosten sie mich meist bloß Energie? Suche ich den Kontakt oder spüre ich eher eine Tendenz, ihn zu vermeiden? Was bedeutet das für mich? Welche Schlüsse ziehe ich daraus und wie will ich mich in Zukunft verhalten? Dieser klare Blick von oben erleichtert z. B. auch die im Arbeitsblatt 15 bereits vorgestellte Übung »Schützende Voreinstellung«.

(3) Sie dürfen Ihre Meinung über die Beziehung zu bestimmten Menschen verändern. Was einmal war, muss nicht für alle Zeiten so bleiben. Sie können sich ändern, andere auch, und Ihre Bedürfnisse können jetzt andere sein als vor einiger Zeit. Wenn andere eine bestimmte Rolle in Ihrem Leben gespielt haben, im Guten wie im Bösen, so haben Sie das Recht festzustellen: Es ist nicht mehr so, wie es war. Es ist anders geworden.

(4) Es steht Ihnen zu, eingegangene Verpflichtungen oder Privilegien, die Sie bisher anderen eingeräumt haben, zu überprüfen, zu verändern und eventuell ganz abzustellen. Es gibt keine »Verträge« zwischen Menschen, die für die Ewigkeit gedacht sind. Das, was zwischen Ihnen und anderen abläuft, sollten Sie von Zeit zu Zeit einer kritischen Überprüfung unterziehen. Auf die Art können Sie feststellen, ob bisherige »Verträge« noch das halten, wofür sie gemacht wurden. Das kann im Interesse aller Beteiligten sein.

(5) Vielleicht stellen Sie zum Beispiel bei jemandem fest: Seit langer Zeit enttäuscht er mich immer wieder. Das macht mich ganz traurig und manchmal wütend, und ich bin überhaupt nicht mehr zufrieden mit dem, was zwischen uns abläuft. Wenn Sie diese ersten wichtigen Gefühle sofort unterdrücken, dann empfinden Sie anstelle dieser echten Gefühle bloß so etwas wie Leere, Müdigkeit und Erschöpfung oder unklare Unruhe und allgemeine Gereiztheit, die oft längere Zeit andauern. Damit können die verdrängten Gefühle die Rolle, die sie spielen sollten, nämlich eigene wichtige Bedürfnisse durchzusetzen, nicht erfüllen. Werden sie ernst genommen, so können sie Ihnen als Leitlinie für ein neues befriedigendes Handeln dienen. Daneben ist es auch wichtig, dass Sie Ihre Gefühle nach außen hin klar ausdrücken. Dies geschieht in der Sprache, aber auch in der Mimik und Gestik. Es soll in erster Linie Ihr Gegenüber darüber informieren, was in Ihnen vorgeht. Andere Menschen brauchen diese Informationen über Ihr Denken und Befinden, um sich daran orientieren zu können. Nehmen Sie Ihre ersten auftauchenden Gefühle wahr und ernst. Denn wenn Sie zu Ihren Gefühlen stehen und ihnen Ausdruck verleihen, dann fühlen Sie sich darüber hinaus auch echter, ganzheitlicher und wahrhaftiger.

Wichtige Rechte im Umgang mit anderen Menschen

(6) Sie brauchen sich nicht für alle Zeiten auf eine »Rolle« festzulegen. Sie haben die Freiheit, Dinge zu äußern und sich auf eine Art zu verhalten, die nicht mehr dem entspricht, was andere von Ihnen gewohnt sind und weiter erwarten. Zum Beispiel müssen Sie nicht ewig den »Verständnisvollen« oder den »Netten, der nie ein böses Wort sagt« spielen. Dies vor allem dann nicht, wenn es überhaupt nicht mehr dem entspricht, was Sie empfinden. Denn andere Menschen leiten aus der Vergangenheit viel zu leicht ein »Gewohnheitsrecht« ab. Sie reagieren dann ungläubig oder empört, wenn andere sich nicht mehr so verhalten, wie sie glauben, dass es ihnen zusteht. Wenn sich Ihre Gefühle zu jemand verändert haben, dann sagen Sie es, mit Respekt und Taktgefühl, aber deutlich und klar.

(7) Sie müssen Ihre Ansichten und Ihr Verhalten anderen gegenüber nicht ständig begründen und rechtfertigen. Ein Mensch, der sich häufig rechtfertigt und entschuldigt, wird von anderen eher als unsicher und schwach wahrgenommen. Verdeutlichen Sie anderen, welche »Rechte« Sie ihnen einräumen, für den Fall, dass die Beziehung auf Gegenseitigkeit beruht. Zeigen Sie ihnen andererseits aber auch unmissverständlich auf, wo die Grenzen sind. Dafür brauchen Sie sich nicht immer wieder zu rechtfertigen oder gar zu entschuldigen. Positionieren Sie sich und sagen Sie einmal ruhig, aber energisch »So ist es!«, und bleiben Sie konsequent dabei. Es ist an dem anderen, das zu verstehen und zu respektieren. Tut er das nicht, so ist das kein Anlass, dass Sie Ihre Haltung ändern sollten.

(8) Jeder hat das Recht, sich zu irren. Wenn Sie neue Erkenntnisse über Ihre Beziehung zu anderen Menschen gewonnen haben und klare Schlussfolgerungen für Ihr neues Verhalten daraus gezogen haben, so hatten Sie gute Gründe dafür. Falls Sie nach einiger Zeit feststellen, dass die neuen Umgangsformen sich doch nicht so bewähren, dann brauchen Sie sich deswegen keine Vorwürfe zu machen. Denn auch Sie haben, wie jeder Mensch, ein Recht darauf, sich zu irren, Fehler zu machen und von der Wirklichkeit eines Besseren belehrt zu werden. Sie können sich ruhig eingestehen, dass Sie etwas korrigieren müssen. Fangen Sie einfach die Arbeit, die wir eben beschrieben haben, von neuem an. Das Leben verändert sich ständig. Es geht meistens bei Veränderungen und Lernen im Alltag nach dem Prinzip »Versuch und Irrtum«. Lediglich in einer seelischen Erkrankung wie der Depression erstarrt es. Hier erscheinen die Vielfalt des Lebendigen und seine Dynamik wie erloschen. Aber so ist es für Sie nicht, und so wird es nicht sein. Ihr Platz ist auf der Seite des Lebendigen, auch wenn Sie in vielerlei Hinsicht nicht vollkommen sind und sich irren können.

Über die Notwendigkeit der Selbstverteidigung

Beginnen wir mit zwei Aussagen, die genauso trivial wie wahr sind. Erstens: Zwischenmenschliche Konflikte sind ein integraler Bestandteil des Zusammenlebens. Interessenkollisionen, Machtkämpfe, Ausbeutungsversuche oder bloß Unstimmigkeiten über den Weg zu einem bestimmten Ziel sind allgegenwärtig. Sie sind nicht nur negativ, als Schwierigkeiten oder Hindernisse zu werten, sondern führen auch zu wertvollen Erfahrungen und Lernprozessen, die dabei helfen können, einen höheren Reifegrad bei der Bewältigung des Lebens zu erlangen. Zweitens: Man kann nicht nicht auf einen Konflikt reagieren, indem man ihn ignoriert, wegrationalisiert und zur Tagesordnung übergeht. Die Tagesordnung ist dann nämlich nicht mehr die gleiche. Da wir uns angesichts eines Konfliktes immer auf irgendeine Art verhalten, stellt sich überhaupt nicht die Frage, ob wir überhaupt reagieren, sondern lediglich die Frage nach dem Wie.

Unter Selbstverteidigung angesichts eines Konfliktes verstehen wir Reaktionsweisen, die auf vertretbare Weise für eine Respektierung und Durchsetzung der eigenen Interessen eintreten. Wir können getrost davon ausgehen: Im Regelfall werden die anderen, aus ihrer Perspektive, das Gleiche tun. Die Konflikte, von denen ich hier spreche, sind in der Regel keine existenzbedrohenden Angelegenheiten. Es geht nicht um Leben oder Tod, sondern mehr um die Ärgernisse des Alltags. Deswegen gibt es immer wieder Menschen, die versuchen, solchen Auseinandersetzungen aus dem Weg zu gehen und ihr Verhalten durch viele, erst einmal weise und abgeklärt klingende Begründungen zu rechtfertigen. Dazu gehören: »Der Klügere gibt nach«, »Der muss doch einsehen, dass er so etwas nicht machen kann«, »Dafür bin ich mir zu schade« oder »Ich darf doch nicht so egoistisch sein«. Doch durch ein solches Verhalten riskieren sie nicht nur immer wieder bei wichtigen Angelegenheiten zu scheitern, sondern sie etablieren sich auch den anderen gegenüber in einer niederen Position innerhalb der »Hackordnung«: »Mit dem können wir es machen, der wehrt sich nicht, der ist zu schwach«. Die anderen leiten dann daraus eine Art Gewohnheitsrecht ab, so auch in Zukunft zu verfahren.

Die langfristigen Folgen sind dann der Rückzug von den Menschen, Verbitterung, zunehmende Angst vor Auseinandersetzungen und ein Absacken des Selbstwertgefühls bis hin zur Krankheit. Schlagen die Geschädigten dann doch gelegentlich los, so tun sie es oft am falschen Ort, zum falschen Zeitpunkt, der falschen Person gegenüber, unreflektiert und ohne Wahrung der Verhältnismäßigkeit der Mittel. Deswegen sollen hier kurz wichtige Prinzipien und Mittel der Selbstverteidigung vorgestellt und anhand dessen, was wir aus der Psychologie wissen, begründet werden.

Über die Notwendigkeit der Selbstverteidigung

Die zwölf goldenen Regeln der Selbstverteidigung

- Erkennen Sie den Konflikt rechtzeitig.
- Machen Sie sich klar, worum es für Sie dabei geht.
- Machen Sie sich klar, worum es für Ihren Kontrahenten dabei geht.
- Studieren Sie Ihren Kontrahenten und das Umfeld.
- Nehmen Sie die Angelegenheit in die Hand.
- Machen Sie sich einen Plan und gehen Sie gezielt vor.
- Orientieren Sie sich bei Ihrem Vorgehen auch an dem anderen.
- Bringen Sie die Angelegenheit zu Ende.
- Lernen Sie etwas daraus.
- Sorgen Sie dafür, dass auch der andere etwas lernt.
- Vermeiden Sie es, ihn zu Ihrem Feind zu machen.
- Nutzen Sie die Erkenntnisse der Psychologie! Daran ist nichts Unanständiges.

13 Modul 12: Der Umgang mit sich selbst

13.1 Einleitung für Therapeuten

Ausgangslage

»Jeder ist sich selbst der Fernste«, meint Karl Kraus. Das gilt erst recht für Menschen in einer Lebenskrise. Oft erleben sie sich als bis zur Unkenntlichkeit entstellt; sie sind sich selbst entfremdet. Bisher waren sie gut an die Lebenssituation angepasst und verfügten über ausreichende Möglichkeiten, um die Dinge unter Kontrolle zu halten. Jetzt, wo sich einiges geändert hat, fühlen sie sich von den Entwicklungen überrollt und unfähig, ihrer Herr zu werden. Nie hätten sie so etwas von sich selbst vermutet. In einem solchen Moment werden sie sich der Diskrepanz zwischen dem eigenen Idealbild und ihrem aktuellen tatsächlichen Persönlichkeitsbild bewusst. An der Stelle setzen häufig kontrafaktische Emotionen ein: Reue und Bedauern im Lebensrückblick identifizieren fehlerhafte Handlungen, Unterlassungen und Versäumnisse, die angeblich zur aktuellen Krise geführt haben. Das führt zu einem schmerzhaften, unruhigen Zustand und zu einem gespannten Verhältnis zum eigenen Selbst.

An dieser Stelle sollen die allmählichen Anpassungsschritte ansetzen, die wir beschrieben haben. Als wichtige Leistungen implizieren sie, neben angemessenen Reaktionen auf die neue Situation, deren Einordnung in die Biografie, in das Lebenskonzept und in das Selbstbild. Das geht dann auch einher mit einer »emotionalen Abrüstung«, einer Loslösung von der Vergangenheit und einer Hinwendung zur Zukunft. Die so definierte Verarbeitung der Lebenskrise gibt auch die Gelegenheit zu einer Neudefinition der Position für sich selbst, aus der sich dann der weitere Umgang mit sich selbst ergibt.

13.2 Veränderungsziele und Patientenmaterial

Von großer Bedeutung in dem Zusammenhang ist die Frage, wovon Menschen ihre Selbstachtung abhängig machen, die man als das »Herz einer gesunden Persönlichkeit« (Zimbardo, 1977) bezeichnen kann. Selbstachtung beinhaltet mehr als das Erkennen der eigenen positiven Eigenschaften. Es geht dabei auch um eine Haltung des tief empfundenen Akzeptierens und des Nichtverurteilens der eigenen Person. Vor allem aber geht es auch um einen achtungsvollen Umgang mit sich selbst im täglichen Leben und das vor allem in schweren Zeiten.

Eine solche Haltung gewährleistet die Anerkennung der eigenen Stärke, aber auch einen verständnisvollen Umgang mit Schwächen und Fehlern. Sie sorgt dafür, dass immer ausreichend Ziele vorhanden sind, aber sie sollten auch substituierbar sein: kein Klebenbleiben aus Starrsinn oder aus falsch verstandenem sturem Pflichtgefühl. Eine Lebensplanung, die sich jederzeit alternative Optionen freihält, setzt die Balance zwischen hartnäckiger Zielverfolgung und flexibler Zielanpassung voraus. Es geht vor allem auch um die Abschätzung dessen, welche Ziele es überhaupt nicht wert sind, verfolgt zu werden. Eine gute Hilfe dabei ist perspektivisches Denken. Kurzfristige Ziele lassen sich auch danach bewerten, welchen Stellenwert sie auf dem Weg zu identitätsbildenden Lebenszielen haben. Schließlich kann ein Blick aus der Vogelperspektive auf sich selbst und auf das Treiben der Menschen, bei dem wir ja gehörig mitmachen, sehr heilsam sein. Freud sieht darin das Wesen des Humors »... in dem das Über-Ich so liebevoll, tröstlich zum eigenen Ich spricht.« (Freud, 1927, S. 62)

Er erzählt in dem Zusammenhang die kleine Geschichte von dem Delinquenten, der am Montag zum Galgen geführt wird und zu sich sagt: »Na, die Woche fängt gut an.«

Wir sind alle nicht gerade auf dem Weg zum Galgen, aber wer weiß, wo wir uns überall noch brauchen werden.

Wir stellen dafür folgendes Material bereit:

- Arbeitsblatt 37: Die wichtigsten Regeln im Umgang mit sich selbst

Die wichtigsten Regeln im Umgang mit sich selbst

Der Umgang mit sich selbst

Man kann ohne weiteres auch sich selbst gegenüber ein ermüdender Mensch sein. Nicht nur andere verunsichern, entmutigen uns und rauben uns dabei die letzte Energie. Wir sind leider sehr wohl in der Lage, das allein zustande zu bringen, fast ohne fremde Hilfe. Darum ist es sehr wichtig, sich einmal näher anzusehen, wie wir mit uns selbst umgehen sollten, um nicht auch noch von dieser Seite in Bedrängnis zu geraten. So problemlos ist unser aller Leben nicht, dass wir uns auch das noch leisten können. Denn auf der anderen Seite gibt es durchaus die Möglichkeit, sich selbst zu stützen, sich Mut zu machen, stärker werden zu lassen und sich so über mancherlei Schwierigkeiten hinwegzuhelfen. Einige dieser Mittel und Wege möchten wir kurz ansprechen in Form von fünf Grundregeln. Die fünf wichtigsten Prinzipien im Umgang mit sich selbst sind:

(1) Besinnung auf die eigenen Ressourcen,
(2) Versöhnung mit den eigenen Fehlern,
(3) Dankbarkeit bewusst erleben
(4) nirgends kleben bleiben,
(5) perspektivisch …
(6) … und gelegentlich galaktisch denken.

(1) Besinnung auf die eigenen Ressourcen. Die Betonung unserer Ressourcen ist in der Psychologie sehr modern geworden. Lange Zeit hat man hauptsächlich danach Ausschau gehalten, was uns unglücklich, ja sogar krank machen kann. Diese einseitige Sichtweise lässt ein einigermaßen düsteres Bild unserer Situation entstehen: Überall lauern Gefahren, die uns aus dem Gleichgewicht bringen oder uns schweren Schaden zufügen können. Die Belastungen des Arbeitslebens, Streitigkeiten in Familie und Partnerschaft sowie Schicksalsschläge jeglicher Art scheinen eine so alltägliche Bedrohung darzustellen, dass man sich mit Fug und Recht darüber wundern kann, wieso es überhaupt noch einige einigermaßen seelisch gesunde Menschen gibt.

Doch glücklicherweise gibt es die andere Seite. Es sind die äußeren und inneren Ressourcen, die wir zur Verfügung haben, um den Stress des Lebens verarbeiten und überleben zu können. Es sind die Widerstandsquellen, über die wir verfügen, um uns nicht unterkriegen zu lassen. Dafür gibt es einmal die Beziehungen zu bestimmten Menschen, die uns Trost und Kraft geben, wenn sie etwas für uns tun, aber auch dann, wenn wir etwas für sie tun können. Es sind sicherlich auch materielle Dinge, die eine gewisse Sicherheit verleihen. Aber auch Stärken und Talente, Fähigkeiten und Interessen, bis hin zu kleinen Hobbys und Lieblingsbeschäftigungen, die Anregungen und Erholung bieten. Es kann auch ein Glaube sein, ein Ideal, die Liebe zu Pflanzen und Tieren und die frische Luft, die man gelegentlich noch auf einem schönen Spaziergang einatmen kann.

Die wichtigsten Regeln im Umgang mit sich selbst

Dann unsere vergangenen Leistungen, die Erinnerung an schwierige Momente, die wir aus eigener Kraft überstanden haben, und nicht zuletzt unsere Pläne, Hoffnungen und Träume.

All das gehört uns ganz persönlich, wir können uns in Schwierigkeiten und in angstvollen Momenten darauf besinnen. Ja, manchmal sollten wir ein Blatt Papier nehmen und all das auflisten, weil wir oft genug wie gebannt auf unsere Belastungen und Sorgen starren und allzu leicht das andere aus den Augen verlieren. Regelmäßiges Aufschreiben am Tagesende fördert und stabilisiert mit der Zeit eine optimistische und selbststärkende Sichtweise.

(2) Dankbarkeit bewusst erleben. Studien zeigen übereinstimmend, dass Dankbarkeit eine Vielzahl von positiven Effekten hat. Regelmäßiges Empfinden von Dankbarkeit erhöht die Resilienz gegen Stress und Depressionen, hebt die Stimmung und steigert das Selbstwertgefühl. Versuchen Sie im Alltag regelmäßig bewusst Ihre Stärken, Fähigkeiten und Ressourcen nicht nur wahrzunehmen und anzuerkennen, sondern ein spürbares Gefühl von Dankbarkeit sich selbst gegenüber zu erzeugen. Es geht hier eben nicht unbedingt um Großes, sondern gerade auch um Ihre kleineren Ressourcen, Stärken, Eigenschaften, Fähigkeiten, Aktivitäten und Erfolge. Zunehmend werden Sie sich zufriedener und erfüllter fühlen können. Dankbarkeit erhöht nachweislich die Widerstandskraft gegen das Auftreten erneuter depressiver Episoden.

(3) Versöhnung mit den eigenen Fehlern. Zur seelischen Gesundheit gehört unbedingt ein gewisses Maß an Selbstkongruenz. Das heißt, wir müssen einigermaßen in Frieden und in Einklang mit uns selbst sein. Das hat nichts mit satter Selbstzufriedenheit zu tun. Das duldet auch nicht, dass wir jegliche Selbstkritik beiseiteschieben. Es bedeutet lediglich, dass wir nicht jede Gelegenheit (zum Beispiel, wenn etwas schief gegangen ist) dazu missbrauchen, um über uns herzufallen und kein gutes Haar mehr an uns selber zu lassen. Eine sinnlose und ungerechte Selbstzerfleischung hat mit Einsicht und kritischer Reflexion über unsere Person und über unsere Taten nicht mehr das Geringste zu tun. Doch bei vielen schmerzhaften Zuständen, wie bei starken Ängsten oder in der Depression, ist so etwas gang und gäbe und spielt eine wichtige Rolle bei ihrer Entstehung.

Als Menschen sind wir fehlerhaft und entschuldbar. Wenn schon andere ein Anrecht darauf haben, dass wir ihnen vergeben, so gilt das erst recht für uns selbst. Ich habe vieles falsch gemacht, kann jeder sagen, wenn er auf sein bisheriges Leben zurückblickt. Wenn er es einsieht, umso besser. Wenn es ihm aber nicht aus dem Kopf geht und er es zum Anlass nimmt, sich ständig zu misstrauen, nichts mehr zu riskieren und sich im Vergleich zu anderen hintanzustellen, so läuft etwas schief. Auch unsere Schwächen haben eine Geschichte und wir haben sie uns nicht frei ausgewählt. Das bedeutet nicht, dass wir nicht an uns arbeiten sollten: Aber wenn andere hübscher sind, besser Tango

Die wichtigsten Regeln im Umgang mit sich selbst

tanzen oder in der Lage sind, im Vorbeigehen schnell eine Million zu machen und wir nicht – sei's drum. Sind wir nicht trotzdem brauchbar und ganz nett?

(4) Nirgendwo klebenbleiben. Es ist schön, an etwas zu hängen, Pläne zu haben und sie mit Energie und Ausdauer verwirklichen zu wollen. Aber dennoch: Die letzten Strukturen des menschlichen Lebens tragen eine gewisse Labilität in sich. Sie ist vielleicht ärgerlich, kann aber dennoch nicht geleugnet werden. Man sollte gar nicht erst versuchen, alles Unklare, Eckige oder gar Spitze aus dem Dasein zu verbannen. Es wird nicht gelingen. Es kommt vor, dass man sich überschätzt, aufs falsche Pferd setzt oder auf Hindernisse stößt, die sich als unüberwindbar erweisen. Es gibt Konflikte zwischen Menschen, Bösartigkeit und Hass. Viele Menschen, einen Job oder einen Besitz können wir verlieren, aus vielerlei Gründen.

Gelingen wichtige Unternehmungen im Sinne unserer Ziele und Interessen nicht, so erleben wir Misserfolge. Es ist eine neue Lage entstanden, mit der wir umgehen müssen. Menschen haben in einem solchen Fall die Wahl zwischen mehreren Alternativen. Die einfachste ist: Wir versuchen immer wieder, und auf dieselbe Art, doch zum Ziel zu kommen. Wenn sich darin Ausdauer und Hartnäckigkeit beim Verfolgen unserer Anliegen ausdrückt, so ist es erst einmal eine gute Angelegenheit. Doch wenn ein solches Verhalten über ein bestimmtes Maß hinausgeht, so fängt es an, problematisch zu werden, und zeigt eine gewisse Unfähigkeit, aus Erfahrung zu lernen. Es kann dabei sehr gut sein, dass wir unsere Möglichkeiten überschätzen oder die Wirklichkeit nicht wahrhaben wollen. In anderen Fällen haben uns unsere Wünsche offensichtlich so verblendet, dass wir nicht mehr umdenken können. Wir wollen einfach nicht zur Kenntnis nehmen, dass die Lage, so wie wir sie nun einmal vorfinden, es im Moment nicht erlaubt, auf die von uns gewollte Art zum Ziel zu kommen. Werden wir nicht einsichtiger, so sitzen wir fest. Wir bleiben innerlich an etwas kleben, das sich so nicht realisieren lässt. Die weitere Entwicklung unseres Lebens ist aufgehalten, wir stehen vor einem Hindernis, das wir nicht zu überwinden vermögen, und erfahren dabei eine zunehmende Erschöpfung unserer Kräfte.

Ein solches Hindernis kann vielerlei Formen annehmen. Wir haben einen Verlust erlitten und kommen nicht darüber hinweg, weil wir an dem Alten festhalten und uns weigern, uns umzuorientieren und nach Neuem umzusehen. Es ist eine Entscheidung fällig, aber wir treffen sie nicht, weil wir hundertprozentig sichergehen und unter keinen Umständen in Kauf nehmen wollen, etwas dabei zu riskieren. Es gibt einen chronischen Stressfaktor im Leben, wie eine unglücklich verlaufende Beziehung, aber wir unternehmen nichts, weil wir Angst vor dem Unbekannten haben oder ganz einfach vor Veränderungen. In einem Satz: Wir erweisen uns als unfähig zu verzichten – und riskieren dabei, krank zu werden.

Die wichtigsten Regeln im Umgang mit sich selbst

Ein gesunder Mensch erweist sich als flexibel. Er lernt aus den Konsequenzen seines Handelns. Dann verändert er seine Vorgehensweise oder leistet einen Verzicht, nämlich dann, wenn er einsieht, dass nichts, was ihm zur Verfügung steht, unter den gegebenen Umständen zur Realisierung eines bestimmten Planes führt. Er orientiert sich um, sucht sich neue Ziele und lernt dazu, um beim nächsten Mal besser gewappnet zu sein. Er unterschreitet auf die Art nie einen gewissen Grad der Angepasstheit an die Wirklichkeit. Er behält dabei vor allem das Gefühl für die realen Gegebenheiten und für seine Möglichkeiten. Er kann im herausfordernden Prozess des Verzichts eine tiefere Selbstreflexion erreichen, die ihn befähigt, eigene wahre Werte und persönliche Lebensziele klarer sehen zu können.

Aktionen hingegen, die ihre Daseinsberechtigung verloren haben, weil sie zu nichts führen, kosten enorm viel Kraft. Sie hindern uns daran, anderes auszuprobieren, und können im schlimmsten Fall das Leben ganz zum Stillstand bringen.

(5) Perspektivisch denken. Es gibt viele Menschen, die in besonders schwierigen Zeiten auf immer wieder dieselben Aspekte ihrer unglücklichen Lage fixiert bleiben. Sie grübeln ständig darüber nach, machen sich und der Welt Vorwürfe und tun wenig oder gar nichts, um sie zu verändern. In solch einer inneren Situation sind Menschen, die fest sitzen, kleben bleiben und nicht verzichten können. Andere sind wesentlich flexibler, wenn es darum geht, ihre Aufmerksamkeit von ihrer aktuellen Lage abzuziehen und auf das zu richten, was sie, jetzt und in Zukunft, weiterbringen könnte. Nichts gegen das viel zitierte »Hier und Jetzt«. Haben sich die Dinge zufriedenstellend entwickelt, so ist es sinnvoll und gewinnbringend, nicht gleich weiterhetzen zu wollen, sondern bei dem zu verweilen, was schön und angenehm ist. Aber sich in seiner Unzufriedenheit zu suhlen, ohne den Versuch zu unternehmen, weiterzukommen, ist etwas ganz anderes.

Der Mensch ist in seinem natürlichen Zustand, wenn er nicht dem Stillstand verfallen ist, auch stark auf die Zukunft hin orientiert. Er scheut keine Mühe, wenn er weiß, wozu und eine realistische Chance sieht, Erfolg zu haben. Er kann auf vieles verzichten, wenn er sich etwas Besseres davon verspricht. Vieles von dem, was ihm in der Gegenwart widerfährt, vermag er in einem ganz anderen Licht zu sehen, wenn er perspektivisch denkt und die Zukunft in seine Überlegungen mit einbezieht.

Unsere Lebensperspektive ist eine komplexe innere Konstruktion, die einen großen Stellenwert für unser Handeln und für unser Wohlbefinden hat. »Ich kann mir unter meiner Zukunft nichts mehr vorstellen«, »Die Zukunft erlebe ich bloß noch als ein großes schwarzes Loch« oder »Ich bin ohne jede Hoffnung, das heißt, ich erwarte nichts Positives mehr vom Leben« sind Äußerungen, die für Menschen in einer schweren Lebenskrise typisch sind. Um motivierend und tragfähig zu sein, muss eine Lebensperspektive eine Reihe von Eigenschaften aufweisen:

Die wichtigsten Regeln im Umgang mit sich selbst

- Sie muss auf persönlichen Werten begründet sein.
- Sie muss realistisch sein, das heißt, der Leistungsfähigkeit des Betroffenen und den Ressourcen seiner Umwelt Rechnung tragen.
- Sie muss aufgegliedert sein nach kurzfristigen, mittelfristigen und langfristigen Zielen.
- Die zu erreichenden Ziele müssen aktuell innerlich präsent sein, das heißt, wir müssen uns innerlich ausreichend damit befassen, damit unsere Wünsche am Leben bleiben und so in der Lage sind, uns weiter zu motivieren und uns Kraft zu geben.
- Das Erreichen der einzelnen Ziele darf so wenig wie möglich davon abhängig sein, dass »die anderen mitspielen«, dass das Glück auf unserer Seite steht usw.
- Die ersten Schritte müssen so gewählt sein, dass sie gleich angegangen werden können.

Wenn wir uns auf die Art mit unserer Zukunft beschäftigen, so sind wir weit ab von Phantasten und Traumtänzern. Es hat auch nichts mit »Verleugnen oder Verdrängen der Wirklichkeit« zu tun. Es trägt lediglich der Tatsache Rechnung, dass Menschen auch in der und für die Zukunft leben. Niemand kommt aus ohne Horizonte und ohne Träume.

Hans Magnus Enzensberger gibt einem jungen Mann den ironischen Rat: »Lies keine Oden, mein Sohn, lies die Fahrpläne, sie sind genauer.« Wir drehen das einmal um und raten: »Lies nicht nur Fahrpläne, mein Sohn, lies vor allem Oden. Sie bringen dich oft weiter als Züge.«

(6) Gelegentlich auch eine »galaktische Perspektive« einnehmen. Wir meinten oben, wir sollten uns mehr auf die Zukunft ausrichten und an unserer Lebensperspektive arbeiten. Doch dafür gibt es eine Voraussetzung. Wir müssen in der Lage sein, »loszulassen« und uns von Dingen abzuwenden, die nicht glücklich gelaufen sind. Dazu eine weitere kleine Hilfe, um über schwere Stunden hinwegzukommen und um verzichten zu lernen, wenn es schon sein muss.

Man bringe sich in die Position eines Zuschauers, der wie von einem fremden Stern, sozusagen aus einer galaktischen Perspektive, dem leicht zu durchschauenden Treiben zusieht, das die anderen veranstalten. Dabei wird man dann mehr amüsiert als wirklich enttäuscht oder betrübt sein. Man wird der jeweiligen Angelegenheit etwas müde, aber nie ganz ohne Mitgefühl für die, die »mittendrin stecken«.

Sie haben sich für einen lukrativen und sehr bedeutsamen Posten beworben, der Sie zwölf Stunden am Tag in Atem halten würde, wenn auch mit Dienstwagen und eigenem Sekretariat – und haben ihn nicht bekommen. Nun können Sie für alle Zeiten gekränkt sein, doch Vorsicht, auch Gekränkte können ein langes Leben haben. Gibt es Alternativen? Sicherlich: Sie haben noch viele andere Pläne und das war keineswegs Ihre letzte Chance. Doch das ungute Gefühl bleibt und es wurmt Sie immerzu. Es gilt also, erst einmal Abschied zu nehmen. Zuerst eine Art Abkehr von draußen, von dem hektischen Geschehen. Inmitten von alledem wird das Scheitern noch allzu schmerzhaft erlebt.

Die wichtigsten Regeln im Umgang mit sich selbst

Also ist zu Beginn eine Rückkehr zu sich selbst wichtig – und dann wieder ein Blick ins Getümmel, aber wie aus einer fernen Perspektive. Da läuft er nun, der Herr Mutz, der den Posten bekommen hat, und rennt zwischen Dienstwagen und eigenem Sekretariat hin und her. Vom neuen Standort aus wird er nicht beneidet, geschweige denn gehasst, sondern lediglich beobachtet. Er regt sich immer schneller, da der, unter dem er sich regt, seinen Posten seinerseits bald frei machen wird, vermutlich weil er sich zu viel und zu schnell geregt haben wird. Doch soweit ist es noch nicht. Herr Mutz muss sich weiter regen. Er darf sich zwischendurch sogar einmal hinlegen, aber nur um davon zu träumen, dass er sich weiter regt. Das alles scheint in immer weitere Ferne zu rücken … es wird immer kleiner und kleiner. Wenn Sie dann doch wieder ins Getümmel zurück müssen, dann versuchen Sie, sich niederzulassen auf halbem Wegzwischen Engagiertheit und Gelassenheit, zwischen Gier und Genügsamkeit.

Hören wir den Prinzen von Homburg (die Regieanweisung von Kleist: Er hängt seinen Hut an die Wand und lässt sich nachlässig auf ein auf dem Boden ausgebreitetes Kissen nieder):

Das Leben nennt der Derwisch eine Reise
Und eine kurze.
Freilich! Von zwei Spannen
Diesseits der Erde nach zwei Spannen drunter.
Ich will auf halbem Weg mich niederlassen!

Info • Von Montaigne lernen

Im Jahre 1585, mit 55 Jahren, reichte Michel de Montaigne, der bis dahin Bürgermeister von Bordeaux gewesen war, seinen Abschied ein, um sich in seine Bibliothek im Turm seines Schlosses zurückzuziehen. Er verbrachte dort die nächsten acht Jahre bis zu seinem Tod mit seinen Studien. So vollendete er auch sein Lebenswerk, die Essays. Montaigne verbrachte alle seine Zeit damit, sich selber zu beobachten und zu beschreiben, bis hin zu seinen geheimsten und intimsten Regungen. Er wollte an seinem Beispiel etwas über den Menschen erfahren. Er fand viel Eitelkeit und Selbstzufriedenheit, aber auch Weisheit, Toleranz, Mitgefühl und einen tiefen Sinn für Freundschaft. Alles in allem schien ihm die menschliche Natur sehr durch Widersprüche geprägt. Aber was war dann das eigentlich Menschliche, das Beste zu dem er fähig war? Er suchte lange und zweifelte immer wieder. Schließlich hatte er es gefunden und schrieb: Das Größte in der Welt ist es zu wissen, dass wir uns selber gehören.

14 Anleitung zur Selbsthilfe

Die Arbeitsblätter, die wir vorstellen (Module 1 bis 12), eignen sich unseren Erfahrungen nach gut, um in Therapien und Beratungen integriert zu werden, die von professionellen Helfern durchgeführt werden. Sie lassen sich aber ebenfalls im Rahmen einer »Hilfe zur Selbsthilfe« einsetzen. Enthalten sind neben vielen Informationen auch Übungen und konkrete Anweisungen zu Vorgehensweisen, die sich in der Therapie- und Beratungspraxis vielfach bewährt haben. Sie sind sehr gut in Eigenregie oder mit minimalen sporadischen Kontakten zu Helfern durchführbar.

Auch im Rahmen von Selbsthilfe besteht der Hauptindikationsbereich in zeitweiligen Krisenzuständen, die zu einer seelischen Beeinträchtigung führen und bei denen eine Neuanpassung an meist veränderte Lebensbedingungen erforderlich ist. Doch zuerst wollen wir klären, unter welchen Bedingungen ein Selbsthilfeversuch uns *nicht* ausreichend erfolgversprechend erscheint. Für solche Fälle empfehlen wir Ihnen, professionelle Hilfe in Anspruch zu nehmen.

Info

Professionelle Hilfe erscheint uns bei Lebenskrisen unter folgenden Bedingungen notwendig:

- Wenn Sie sich nicht mehr in der Lage fühlen, Ihre beruflichen Anforderungen zu erfüllen oder wenn Sie große Schwierigkeiten haben, die tägliche Routine Ihres Tagesablaufes zu absolvieren, weil Sie sich hilflos oder völlig kraftlos fühlen.
- Wenn Sie sich vereinsamt oder isoliert vorkommen und dabei das starke Bedürfnis haben, jemand an Ihrer Seite zu finden, dem Sie sich anvertrauen können, der Sie versteht und unterstützt.
- Wenn wichtige Menschen aus Ihrer engsten Umgebung (Partner, Eltern, Kinder usw.) Ihnen mitteilen, dass sie sich überfordert fühlen und der gemeinsamen Situation nicht mehr gewachsen sind.
- Wenn aus der ursprünglichen Krise heraus eine schwerwiegende seelische Erkrankung entstanden ist wie Angststörungen, Depressionen, Sucht usw.

Beschreibung des Materials für die Selbsthilfe

Für den Fall, dass die oben angeführten Bedingungen auf Sie nicht zutreffen und Sie sich in der Lage fühlen, Ihre Lebenssituation mit Selbsthilfemaßnahmen verbessern zu können, liefern wir Ihnen ein Material, das wir kurz beschreiben werden. Die einzelnen Zahlen zwischen den Klammern beziehen sich auf die Nummerierung der entsprechenden Arbeitsblätter.

Modul 1: Die eigene Befindlichkeit annehmen und eine Auszeit nehmen. Es liefert Informationen über Lebenskrisen, deren Entstehung und Auswirkungen (Arbeitsblatt 1). Sie können eine Bestandsaufnahme Ihres aktuellen Zustandes vornehmen (Arbeitsblatt 2 und 3). Für die Bewältigung Ihrer Krise ist es wichtig, dass Sie sich momentan nicht überfordern und ohne schlechtes Gewissen Ihre Ansprüche (zeitweise) reduzieren (Arbeitsblatt 4 und 5). Sie werden angeleitet, mit schmerzhaften Grübeleien (Arbeitsblatt 6) und stattdessen als ersten Schritt der Bewältigung eine Auszeit zu nehmen und sich mit ganz einfachen Dingen zu beschäftigen (Arbeitsblatt 7 und 8).

Modul 2: Die eigene Krise besser verstehen. An einem konkreten Beispiel besprechen wir die Entstehungsbedingungen und Auswirkungen von Lebenskrisen (Arbeitsblatt 9). Das soll Ihnen auch ermöglichen, die eigene Situation besser einzuschätzen und ursächliche Zusammenhänge der Entstehung zu verstehen (Arbeitsblatt 10).

Modul 3: Die aktuelle Lage realistisch einschätzen. Wenn Sie in innere Nöte geraten, dann neigen Sie dazu, vieles von dem, was sich in Ihrem Leben ereignet hat, zu negativ einzuschätzen. Wir helfen Ihnen, eine solche verzerrte Sichtweise zu korrigieren (Arbeitsblatt 11) und die negative Bedeutung der aktuellen Krise für Ihr weiteres Leben nicht zu überschätzen (Arbeitsblatt 12).

Modul 4: Mit Überholtem aufräumen: außen. Um übermäßige, Ihren Zustand verschlechternde Energieausgaben zu reduzieren, werden Maßnahmen empfohlen, um Unerledigtes abzubauen (Arbeitsblatt 13), Blockaden, die Fortschritte hemmen, aufzulösen (Arbeitsblatt 14) und um mehr Distanz zu kräfteraubenden Mitmenschen zu gewinnen (Arbeitsblatt 15).

Modul 5: Mit Überholten aufräumen: innen. Es geht darum, die eigene Lebensphilosophie auf störende Ideen und Regeln zu durchforsten, diese zu hinterfragen und in ihren negativen Auswirkungen zu verringern (Arbeitsblatt 16 und 17).

Modul 6: Neue Ziele und Perspektiven aufbauen. Es geht darum, die oft mit Krisen einhergehende Fixierung auf die Vergangenheit abzubauen und den Blick wieder stärker auf die Zukunft und auf die eigenen Möglichkeiten zu richten (Arbeitsblatt 18). Ein konkretes Beispiel soll diese Orientierung verdeutlichen (Arbeitsblatt 19). Hinweise zum Aufbau einer neuen eigenen Zukunftsperspektive werden erläutert (Arbeitsblatt 20).

Modul 7: Wollen und Planen. Es geht darum, aus der Passivität der Krise herauszufinden und wieder anzufangen, Ihr Leben aktiv in den Griff zu bekommen (Arbeitsblatt 21) und Veränderungen, die Sie bewirken wollen, erfolgversprechend zu planen (Arbeitsblatt 22 und 23).

Modul 8: Kräfte mobilisieren. Um längerfristig im eigenen Leben aktiv sein zu können, ist es unerlässlich, Kraft und Energie aufzubauen und zu mobilisieren. Einige hilfreiche Mittel dazu werden angesprochen (Arbeitsblatt 24). Es wird auch ein Schema vorgestellt, nach dem Sie das Verhältnis zwischen Belastungen und kraftgebenden Momenten zu einem bestimmten Zeitpunkt Ihres Lebens abschätzen können mit dem Ziel, die Bilanz zu verbessern (Arbeitsblatt 25).

Modul 9: Handeln und sich hilfreich begleiten. Die einzelnen Stadien eines wirkungsvollen Handelns werden vorgestellt (Arbeitsblatt 26). Wir können unsere Chancen, durch eigenes Handeln zum Erfolg zu kommen, stark dadurch verbessern, dass wir uns dabei konstruktiv und stabilisierend begleiten, statt uns ständig selbst Knüppel zwischen die Beine zu werfen (Arbeitsblatt 27). Das Erreichen von Ergebnissen und auch kleinen Erfolgen sollte nicht übergangen und »abgehakt«, sondern aktiv selbstwertsteigernd gewürdigt werden (Arbeitsblatt 28). Da Ihre Unternehmungen aber nicht immer gelingen können, lernen Sie auch, mit einem eventuellen Misserfolg konstruktiv umzugehen (Arbeitsblatt 29).

Modul 10: Mit Problemen und Schwierigkeiten umgehen. Es wird beschrieben, worin Probleme bestehen und welche Lösungsstrategien Sie anwenden können, um sie zu lösen, auch anhand eines Beispiels (Arbeitsblatt 30). Die wichtigsten Regeln dabei werden noch einmal zusammengefasst (Arbeitsblatt 31). Dann erfahren Sie, wie Sie eigene Probleme so analysieren können, dass Sie immer besser damit umgehen können (Arbeitsblatt 32).

Modul 11: Umgang mit anderen Menschen. In vielen Fällen werden Sie festgestellt haben, dass Ihre Schwierigkeiten zumindest teilweise in Ihrem Umgang mit wichtigen Menschen aus Ihrem Privat- oder Berufsleben begründet sind. Um hier in Zukunft Korrekturen anbringen zu können, unterscheiden wir verschiedene Menschentypen, die für Sie eine wichtige Rolle spielen (Arbeitsblatt 33). Anhand kleiner Geschichten geben wir Ihnen Informationen über nützliche psychologische Prinzipien und Gesetzmäßigkeiten des zwischenmenschlichen Umgangs (Arbeitsblatt 34). Wir reden auch über Rechte, die Sie anderen gegenüber haben (Arbeitsblatt 35), und über die Notwendigkeit, Konflikten nicht aus dem Weg zu gehen (Arbeitsblatt 36).

Modul 12: Umgang mit sich selbst. Auch im Umgang mit sich selbst gibt es ein paar wichtige Prinzipien, die im letzten Teil vorgestellt werden (Arbeitsblatt 37).

Zur Vorgehensweise bei Ihrer Selbsthilfe

Wir versuchen im vorliegenden Buch, genau abgestimmtes psychologisches Wissen zu vermitteln, das es erlaubt, mit krisenhaft zugespitzten Lebenslagen besser umzugehen, auch wenn ganz verschiedene Ursachen in den einzelnen Fällen dafür verantwortlich sind.

Lebenskrisen, ihr Verlauf und ihre erfolgreiche Bewältigung verlaufen meist nach einem bestimmten Muster. Wir haben die wichtigsten Etappen dieses Prozesses jeweils in den einzelnen Modulen zusammengefasst. Teilweise gibt es Themen, die sich wiederholen. Sie sind aber in zunehmender Differenziertheit und Schwierigkeitsgrad dargestellt ähnlich einer normalen Entwicklung, die nach oben weniger linear als spiralförmig verläuft mit zunehmend vertieften Einsichten.

Die Reihenfolge, in der wir die einzelnen Teile vorstellen, entspricht so in etwa der Abfolge, in der die einzelnen Schwierigkeiten in Wirklichkeit auch auftreten. Es ist für Sie aber nicht zwingend, diese Reihenfolge einzuhalten. Setzen Sie an dem Thema an, das für Sie momentan im Vordergrund steht. Wenn Sie zum Beispiel das Bedürfnis haben, die eigene Lage besser zu durchschauen, dann beginnen Sie mit Modul 2. Wenn Sie sich energie- und freudlos fühlen, dann suchen Sie Hilfe bei Modul 8.

Es ist aber nicht so, dass ein einzelnes Thema nach einem einmaligen Durcharbeiten einfach abgehakt ist und ad acta gelegt werden kann. Wie Sie sehen werden, bleiben die Themen der einzelnen Teile über längere Zeit aktuell. Es kann durchaus sein, dass sie auch wieder ganz in den Vordergrund treten.

Nicht alles, was wir ansprechen, und nicht alle Übungen, die wir Ihnen vorschlagen, werden Ihnen gleich nützlich erscheinen. Bei einigen mögen Sie auf den ersten Blick finden, dass sie nicht so ganz zu Ihren persönlichen Problemen passen. Das ist nicht schlimm. Suchen Sie sich das aus, was Ihnen am hilfreichsten erscheint und stellen Sie sich Ihre eigenen Selbsthilfemaßnahmen aus unserem Text zusammen. Auf einige Fragen, die Sie sich stellen, werden Sie vielleicht keine ganz zufriedenstellende Antwort finden. Das lässt sich nicht vermeiden, aber hoffentlich finden sich viele Antworten, die Ihnen tatsächlich weiterhelfen.

Es gibt keine zeitliche Begrenzung für die Bearbeitung der einzelnen Themen. Wählen Sie das Tempo aus, das für Sie am günstigsten ist, und orientieren Sie sich dabei an den Ergebnissen, die Sie erzielen. Eine Selbsthilfe setzt aber selbstverständlich die Bereitschaft voraus, aktiv mitzuarbeiten, das heißt zum Beispiel die vorgestellten Übungen auch wirklich durchzuführen und auszuwerten. Eine bloß passive Lektüre der Texte führt meist zu keinen befriedigenden Ergebnissen.

Haben Sie an einer Stelle das Gefühl »festzusitzen«, nicht weiterzukommen oder stellen sich Ihnen Fragen, die Sie stark beunruhigen, dann suchen Sie erst einmal ein Gespräch darüber mit einer Person Ihres Vertrauens. Wenn Sie das Gefühl haben, dass Ihr Zustand, aus welchen Gründen auch immer, sich verschlechtert, dann zögern Sie bitte nicht, professionelle Hilfe in Anspruch zu nehmen.

Wir wünschen Ihnen viel Erfolg.

Anhang

Hinweise zum Arbeitsmaterial

Literatur

Sachwortverzeichnis

Hinweise zum Arbeitsmaterial

Die Arbeitsmaterialien unterstützen Sie in der praktischen Arbeit. Sie stehen Ihnen mit dem E-Book inside auf psychotherapie.tools zur Verfügung. Den Freischalt-Code und eine Anleitung für den Download finden Sie ganz vorne im Buch. Im E-Book sind die Arbeitsblätter (im PDF-Format) bereits enthalten.

Nachfolgend finden Sie eine Übersicht über alle Materialien sowie eine kurze Beschreibung.

AB 1 Lebenskrisen

Im Arbeitsblatt können Patienten erfahren was Lebenskrisen, kritische Lebensereignisse und chronische Belastungen sind, wie sie entstehen und sich im Leben auswirken.

AB 2 Wie Sie feststellen können, ob Sie sich in einer Lebenskrise befinden

Mit dieser Checkliste können Patienten ergründen, ob sie sich selbst in einer Lebenskrise befinden.

AB 3 Bestandsaufnahme

Mit Hilfe einer Checkliste können Patienten eine differenzierte Bestandsaufnahme über die eigene Lebenskrise vornehmen. Sie bezieht sich auf körperliches Befinden, Gefühle und Gedanken/ Grübeleien.

AB 4 Ziele, die Ihrem jetzigen Zustand angemessen sind

Anfangs geht es in Lebenskrisen darum, sich nicht zu überfordern und den eigenen unangenehmen Zustand zunächst zu akzeptieren, und kräfteraubende Aktivitäten weitestgehend zu reduzieren.

AB 5 Reduzierung von Ansprüchen und Relativierung von »absoluten Werten«

In diesem Arbeitsblatt geht es darum, unrealistische Ansprüche ohne schlechtes Gewissen zu reduzieren und strenge einengende Werte lebensfreundlicher zu differenzieren.

AB 6 Umgang mit Grübeleien

Grübeleien sind extrem energieraubend. Um den Umgang damit zu erlernen, werden in diesem Arbeitsblatt Übungen vorgestellt.

AB 7 Eine Auszeit nehmen

In diesem Arbeitsblatt können Patienten lernen sich zunächst eine Auszeit zu nehmen und sich mit ganz einfachen Dingen zu beschäftigen: Was mich entspannt, mir Kraft gibt und ruhiger werden lässt.

AB 8 Krisenbewältigung

In diesem Arbeitsblatt wird gezeigt, welche Prinzipien die Basis einer wirkungsvollen Krisenbewältigung sind: Realismus statt Schönfärberei, Bewältigen statt Durchhängen, pragmatisches und kleinschrittiges Vorgehen.

AB 9 Ein Beispiel: Frau Wagner

Um die eigene Situation in der Krise genauer verstehen zu können, werden vorerst an einem konkreten Beispiel die Entstehungsbedingungen und Auswirkungen von Lebenskrisen besprochen.

AB 10 Analyse der eigenen Krise

Anhand dieses Arbeitsblattes können Patienten ihre eigene Krisensituation sehr differenziert einschätzen: Sie betreffen verursachende Lebensereignisse, deren Auswirkungen, aber auch mögliche Bewältigungsressourcen.

AB 11 Die Vergangenheit angemessen beurteilen

Das Arbeitsblatt hilft, verzerrte negative Sichtweisen auf sich und die Vergangenheit zu korrigieren und auch positive Ereignisse, Entwicklungen und Personen ganz gezielt in den Vordergrund zu stellen.

AB 12 Die Bedeutung der aktuellen Krise angemessen einschätzen

Das Ziel besteht darin, die negative Bedeutung der aktuellen Krise für das weitere Leben nicht zu überschätzen. Auch intakte Bereiche, eigene Bewältigungsfähigkeiten und Selbstakzeptanz werden näher beleuchtet.

AB 13 Unerledigtes

Um übermäßige, den eigenen Zustand verschlechternde Energieausgaben zu reduzieren, werden im Arbeitsblatt Maßnahmen empfohlen, um Unerledigtes abzubauen.

AB 14 Überwinden Sie eventuelle Blockaden

Lebensblockaden führen zu dem Gefühl inneren Festsitzens, Kraftverschleiß bis zur Erschöpfung. Das Arbeitsblatt zeigt hilfreiche Fragen an sich und Wege, um Blockaden auszulösen.

AB 15 Ermüdende Menschen

Das Arbeitsblatt hilft dem Patienten im Umgang mit kräfteraubenden Menschen Energie zu sparen und so den innere Kräftehaushalt von Einnahmen und Ausgaben im Gleichgewicht zu halten.

AB 16 Lebensphilosophie: Die schrecklichen Sieben

In diesem Arbeitsblatt werden typische die eigene Entwicklung hemmende Lebensphilosophien vorgestellt. Patienten können durch Analysen und Übungen die alten in neue hilfreiche Glaubenssätze verwandeln.

AB 17 Überwertige Ideen

Das Arbeitsblatt zeigt, dass bestimmte Menschen oder Ereignisse einen zu hohen Stellenwert einnehmen können, das Denken darauf fixiert, einengt und schmerzvolle Gefühle produziert. Einige hilfreiche Vorschläge im Umgang damit werden vorgestellt.

AB 18 Hindernisse zur Zukunft und Hindernisse dabei
In dem Arbeitsblatt werden Hindernisse vorgestellt, die sich einer Neuorientierung in den Weg stellen können und überwunden werden müssen, um eine freie Zukunftsorientierung zu ermöglichen.

AB 19 Frau Wagners neuer Weg in die Zukunft
Das Arbeitsblatt zeigt modellhaft auf, wie eine auf eigene Bedürfnisse gegründeter Aufbau einer kurzfristigen und längerfristigen neuen Lebensperspektive ganz konkret gelingen kann.

AB 20 Eine eigene Zukunftsperspektive aufbauen
Das Arbeitsblatt hilft Patienten systematisch eine eigene Zukunftsperspektive aufzubauen. Auf der Basis der Analyse eigener Bedürfnisse werden kurz-, mittel- und langfristige konkrete Lebensperspektiven erzeugt.

AB 21 Wollen
Das Arbeitsblatt erklärt wie Patienten durch konkrete Willensübungen innere Widerstände überwinden und so vom Gefühl des Festsitzens und Passivität befreien können.

AB 22 Was heißt Planung: ein Beispiel
An einem Patientenbeispiel wird ein erfolgreiches Planungsvorgehen systematisch illustriert, das sich an eigenen Kräftebedingungen und Bedürfnissen orientiert, aber auch mögliche Schwierigkeiten mit einschließt.

AB 23 Eigene Planung
Das Arbeitsblatt zeigt Möglichkeiten auf, wie Patienten Veränderungen in ihrem Leben, die sie bewirken wollen, konkret und an eigenen Bedingungen orientiert, erfolgversprechend planen können.

AB 24 Wie lassen sich seelische Kräfte aufbauen und mobilisieren?
Um längerfristig im eigenen Leben aktiv sein zu können, ist es unerlässlich, Kraft und Energie aufzubauen und zu mobilisieren. Im Arbeitsblatt werden hilfreiche Mittel dazu angesprochen.

AB 25 Die Bilanz seelischer Kräfte
In diesem Arbeitsblatt wird ein Schema vorgestellt, nach dem der Patient das Verhältnis zwischen Belastungen und kraftgebenden Momenten zu einem bestimmten Zeitpunkt des Lebens abschätzen und verbessern kann.

AB 26 Die einzelnen Stadien des Handelns
Das Arbeitsblatt hilft wie ein wirkungsvolles Handeln auch in schwierigen Situationen mental und körperlich vorbereitet, aufgebaut und ausgeführt werden kann.

AB 27 Hilfreiche innere Monologe beim Handeln
Die Erfolgsaussichten von Handlungen können dadurch stark erhöht werden, dass wir schädliche innere Monologe identifizieren und in konstruktive hilfreich begleitende Monologe umwandeln und gezielt einsetzen.

AB 28 Umgang mit Erfolgen

Das Arbeitsblatt hat zum Ziel, sich systematisch für Erfolge zu sensibilisieren und ihre Wirkung innerlich zu verfestigen anstatt sie »einfach abzuhaken«. Die vorgeschlagenen Schritte sollen letztlich auch das Selbstwirksamkeitsgefühl, das Selbstvertrauen und den Selbstwert steigern.

AB 29 Umgang mit Misserfolgen

Anstatt nach Misserfolgen zu entmutigen, werden Möglichkeiten vorgestellt, wie eigene Misserfolge realistischer und differenzierter analysiert werden und selbstförderliche Handlungskonsequenzen gezogen werden können.

AB 30 Das Lösen von Problemen

Im Arbeitsblatt wird beschrieben, worin Probleme bestehen und welche Lösungsstrategien Patienten anwenden können, um sie zu lösen (mit Beispiel).

AB 31 Die wichtigsten Regeln im Umgang mit Problemen

Es werden 14 Hinweise in zusammengefasster Form gegeben, die den Umgang mit Problemen erleichtern und die Ergebnisse bei Lösungsversuchen optimieren.

AB 32 Analyse eigener Probleme

In diesem Arbeitsblatt wird der Patient angeleitet seine Probleme samt inneren und äußeren Hindernissen so analysieren zu können, dass er immer besser damit umgehen kann.

AB 33 Sechs Arten von Menschen

Um kräfteschonender mit wichtigen Menschen umgehen zu können, ist es notwendig, dass Patienten sich im Umgang klare Richtlinien geben. Eine hilfreiche Basis dazu sind die vorgestellten sechs Arten von Menschen.

AB 34 Wichtige Prinzipien im Umgang mit anderen Menschen

Im Arbeitsblatt werden anhand kleiner Geschichten Informationen über nützliche psychologische Prinzipien des zwischenmenschlichen Umgangs gegeben.

AB 35 Wichtige Rechte im Umgang mit anderen Menschen

Im Arbeitsblatt wird dargelegt welche Rechte Patienten im Umgang mit anderen Menschen haben, um im inneren kräftebezogenen und seelischen Gleichgewicht bleiben zu können und sich freier zu fühlen.

AB 36 Über die Notwendigkeit der Selbstverteidigung

Das Arbeitsblatt geht darauf ein, Konflikten nicht aus dem Weg zu gehen und mündet in zwölf Regeln der Selbstverteidigung.

AB 37 Die wichtigsten Regeln im Umgang mit sich selbst:

In diesem Arbeitsblatt werden fünf Prinzipien des Umgangs mit sich selbst vorgestellt, um sich selber zu stützen, Mut zu machen, zu stärken und sich so über mancherlei Schwierigkeiten hinwegzuhelfen.

Literatur

Achtziger, A. & Gollwitzer, P.M. (2010). Motivation und Volition im Handlungsverlauf. In J. Heckhausen & H. Heckhausen (Hrsg.), Motivation und Handeln (4. Aufl.; S. 309-305). Heidelberg: Springer.

Ainslie, G. (2020). Willpower with and without effort. Behavioral and Brain Sciences. 44, 1-81.

Altenhöfer, A. (2005). Wirksamkeit von zeitlich limitierter Gesprächspsychotherapie bei Anpassungsstörungen. Hamburg: Verlag Dr. Kovac.

Antonovsky, A. (1987). Unraveling the mystery of health. How people manage stress and stay well. San Francisco: Jossey-Bass.

Bachem, R. (2025). Anpassungsstörung. In M. Linden, M. Hautzinger (Hrsg.), Verhaltenstherapiemanual – Erwachsene. Berlin : Springer.

Beck, A.T. (1987). Cognitive models of depression. Journal of Cognitive Psychotherapy, 1, 5-38.

Beck, A.T. & Greenberg, R.-L. (1979). Kognitive Therapie bei der Behandlung von Depression. In N. Hoffmann (Hrsg.), Grundlagen kognitiver Therapie (S. 197-203). Bern: Huber.

Brandtstädter, J. (2007). Das flexible Selbst. München: Elsevier.

Barrett, L.F. (2024). Wie Gefühle entstehen. Eine neue Sicht auf unsere Emotionen. Hamburg: Rowohlt.

Brickmann, P. & Campell, D. (1971). Hedonic relativism and planning the good society. In M. H. Appley (Ed.), Adaptation-level theory: A symposium (pp. 287-302). New York: Academy Press.

D'Zurilla, T.J.& Goldfried, M.R.(1971). Problem solving and behaviour modification. Journal of Abnormal Psychology, 78, 107-126.

Dilling, H., Mombour, W.& Schmidt, M. H. (2005). Internationale Klassifikation psychischer Störungen. Bern: Huber.

Eberle, D.J. & Maercker, A. (2024). Belastungsbezogene Störungen in der ICD-11. Die Psychotherapie. 69, 179-183.

Festinger, L. (1954). A theory of social comparison process. Human Relations, 7, 117-140.

Filipp, S. (1995). Kritische Lebensereignisse (3. Aufl.). Weinheim: Psychologie Verlags Union.

Filipp, S. & Aymanns, P. (2018). Kritische Lebensereignisse und Lebenskrisen. Vom Umgang mit den Schattenseiten des Lebens. Stuttgart : Kohlmammer.

Freud, S. (1927). Der Humor. Psychologische Schriften, IV (1970). Frankfurt a. M.: Fischer.

Friedman, M. & Rosenman, R. H. (1974). Type A behavior and your heart. New York: Knopf.

Hart, B. & Risley, T.R. (2003). The Early Catastrophe: The 30 Million Word Gap by Age 3. In : American Educator 27 (1), 4-9.

Hölzel, L. & Berger, M. (2025). Psychische Störungen: Innovationen und ihre Bewertung. Berlin : Springer.

Hoffmann, N. (1998). Zwänge und Depressionen. Pierre Janet und die Verhaltenstherapie. Heidelberg: Springer.

Hoffmann, N. & Hofmann, B. (2004). Verhaltenstherapie bei Depressionen. Lengerich: Pabst.

Hoffmann, N. & Hofmann, B. (2009). Arbeitsstörungen. Ursachen, Selbsthilfe, Rehabilitationstraining (2. Aufl.). Weinheim: Beltz.

Hoffmann, N. & Hofmann, B. (2018). Expositionszentrierte Verhaltenstherapie bei Ängsten und Zwängen. Praxishandbuch (4. Aufl.). Weinheim: Beltz.

Hoffmann, N. & Hofmann, B. (2025). Beruhigende Versicherungen (« reassurance »). In: M. Linden & M. Hautzinger: Verhaltenstherapiemanual – Erwachsene. Berlin: Springer.

Hoffmann, N. & Hofmann, B. (2025). Selbstfürsorge für Therapeuten und Berater. Grundlagen und Anwendung (4. Aufl.). Weinheim: Beltz.

Hubert, S. Bengel, J. (2020). Der Umgang mit belastenden Lebensereignissen. Göttingen : Hogrefe.

James, W. (1898). The energies of man. New York: Prentice Hall.

Janet, P. (1919). Les Médications Psychologiques. Band I-III. Paris: Félix Alcan.
Kahneman, D. & Miller, D. T. (1986). Norm theory: Comparing reality to its alternatives. Psychological Review, 93, 136-153.
Kuhl, J. (2024). Persönlichkeitspsychologie. Motivation, Kognition und Selbststeuerung – Ein integratives Lehrbuch. Göttingen: Hogrefe.
Kuhl, J. (2001). Motivation und Persönlichkeit. Interaktionen psychischer Systeme. Göttingen: Hogrefe.
Kuhl, J. & Kazén, M. (1997). Persönlichkeits-Stil und Störungs-Inventar (PSSI). Göttingen: Hogrefe.
Laucken, U. (1974). Naive Verhaltenstheorie. Stuttgart: Klett.
Linden, M., Rotter, M. & Baumann, K. (2007). Posttraumatic Embitterment Disorder. Definition, Evidence, Diagnosis, Treatment. Göttingen Bern Toronto Seattle: Hogrefe.
Maercker, A. & Bachem, R. (2025). Belastungsreaktion, Anpassungsstörung und posttraumatische Belastungsstörungen. In: J. Kruse et.al. (Hrsg.), Psychosomatische Medizin. Theoretische Modelle und klinische Praxis, 9. Auflage, S. 539-548. Elsevier, München: Urban & Schwarzenberg.
Maercker, A. & Eberle, D.J., Frauenknecht, S. (2023) Stressassoziierte Erkrankungen. In: K. Lieb (Hrsg.) Intensivkurs Psychiatrie und Psychotherapie, 10. Aufl. Elsevier, Amsterdam, S 297–315Martens, J. U. & Kuhl, J. (2004). Die Kunst der Selbstmotivierung. Stuttgart: Kohlhammer.
Maslow, A. H. (1981). Motivation und Persönlichkeit. Reinbek: Rowohlt.
McCullough, J. P. (2006). Psychotherapie der chronischen Depression. München: Elsevier.
Rawls (1971). A Theory of Justice. Cambridge, MA: Belknap Press of Harvard University Press.
Quoidbach et.al. (2014). Emodiversityand the Emotional Ecosystem. Journal of experimental Psychology: General 143 (6), 2014, 2057-2066.
Roese, N. J. & Olson, J. M. (1993). The structure of counterfactual thought. Personality and Social Psychology Bulletin, 65, 199-200.
Roth, M. & Hammelstein, P. (2003). Sensation-Seeking. Konzeption, Diagnostik und Anwendung. Göttingen: Hogrefe.
Ryan, R.M. & Deci, E.L. (2020). Intrinsic and extrinsic motivation from a self-determination theory perspective: Definitions, theory, practices, and future directions. Contemporary Educational Psychology, 61, 101860.
Schopenhauer, A. (1988). Die Welt als Wille und Vorstellung. Band II. Leipzig: F. A. Brockhaus.
Schramm, E. (2007). Interpersonelle Psychotherapie (IPT). In H. Schauenburg & B. Hofmann (Hrsg.), Psychotherapie der Depression (2. Aufl.; S. 87-97). Stuttgart: Thieme.
Schramm, E., Thiel, N. & Zehender, N. (2022). Interpersonelle Psychotherapie in der Gruppe. Stuttgart: Schattauer.
Siegrist, J. (1996). Soziale Krise und Gesundheit. Göttingen: Hogrefe.
Sonnenmoser, M. (2007). Anpassungsstörungen: wenig beachtet und kaum untersucht. Deutsches Ärzteblatt, 6, 171.Walser, R. (1971). Gedichte und Dramolette. Genf: Kossodo.
Zimbardo, P. G. (1977). Shyness: what it is, what to do about it. Reading, MA: Addison-Wesley.

Sachwortverzeichnis